Aleksandar Lukić

Endoskopische Fasersonde für medizinische Diagnostik

Aleksandar Lukić

Endoskopische Fasersonde für medizinische Diagnostik

In-vivo-Bildgebung mithilfe nichtlinearer, multimodaler Laserspektroskopie

Lehrbuchverlag

Imprint

Cover image: www.ingimage.com

Publisher:
Der Lehrbuchverlag
is a trademark of
International Book Market Service Ltd., member of OmniScriptum Publishing Group
17 Meldrum Street, Beau Bassin 71504, Mauritius

Printed at: see last page
ISBN: 978-620-0-27235-5

Zusammenfassung

Eine frühe Erkennung und exakte Diagnostik von Krankheiten wie beispielsweise Tumoren ist unerlässlich für eine optimale Behandlung und die Verbesserung von Prognosen betroffener Menschen. Den Goldstandard für Gewebeuntersuchungen stellt bis heute die Histopathologie dar, wobei schmerzhafte Patientenbiopsien und komplexe Nachbehandlungen der Gewebeproben notwendig sind. Von der Gewebeentnahme bis zur Diagnosestellung vergeht wertvolle Zeit, in vielen Fällen müssen Biopsien mehrfach wiederholt werden, bis krankhaftes Gewebe vollständig identifiziert und lokalisiert ist. Aus diesem Grund wurden in den letzten Jahrzehnten neuartige optische Technologien entwickelt und angewendet, um Gewebeanalysen zu optimieren und eine patientenfreundlichere Behandlung zu ermöglichen. Nichtlineare, multimodale *In-vivo*-Bildgebung mit CARS (coherent anti-Stokes Raman scattering), SHG (second harmonic generation) und TPEF (two-photon excited auto-fluorescence) kann hier einen attraktiven Lösungsansatz bieten, welcher nichtinvasiv ist und die Detektion von mikroskopischen Gewebeveränderungen in Echtzeit ermöglicht. In Kombination mit verschiedenen Lasersystemen, Laser-Scanning-Mikroskopen (LSM) und Fasertechnologien kann eine große Bandbreite an möglichen Anwendungen am und im Patienten erreicht werden. Die Implementierung nichtlinearer Bildgebungsverfahren in ein endoskopisches Design für schwer zugängliche Gewebestellen stellt jedoch immer noch eine technologische Herausforderung dar. Die vorliegende Forschungsarbeit knüpft an dieser Stelle an und präsentiert einen faserbasierten Ansatz für eine multimodale, endoskopische Sonde. Eine Multikernfaser mit 10.000 Einzelkernen wird für die Führung der Anregungslaser genutzt, speziell angefertigte GRIN-Linsen zusammen mit weiteren optischen Elementen übernehmen die Strahlformung im Sondenkopf. Das Sondendesign kommt vollständig ohne bewegliche Teile oder den Einsatz von elektrischem Strom aus, so dass eine robuste Bauform mit einem Durchmesser von lediglich 8 mm erreicht wird. Die optische Performance der Sonde wird anhand von CARS-Aufnahmen von strukturierten, künstlichen Proben analysiert und ein computergestützter Bildbearbeitungsalgorithmus zur Verbesserung der Bildqualität wird vorgestellt. Die Funktionalität der Sonde wird mit multimodalen Aufnahmen an Dünnschnitten von menschlichem Hautgewebe sowie an frischen Gewebeproben eines Hausschweins demonstriert. Die Sondenbilder werden anschließend mit konventionellen Multimodalaufnahmen eines Laser-Scanning-

Mikroskops und mit einer histologischen Färbung der jeweiligen Gewebeproben evaluiert. Anhand der Ergebnisse kann gezeigt werden, dass multimodale Aufnahmen mit der vorgestellten Sonde qualitativ vergleichbar sind mit konventionellen LSM-Aufnahmen, darüber hinaus ist eine schnellere Bildgebung möglich. Somit hat das präsentierte Sondendesign ein hohes Potential, zukünftig bei klinischen Routineuntersuchungen eingesetzt zu werden.

Inhaltsverzeichnis

Abkürzungsverzeichnis

APD	*Avalanche-Photodiode*
BBO	*Beta-Bariumborat, β-$Ba(BO_2)_2$*
CARS	*Coherent anti-Stokes Raman Scattering*
cw-Laser	*Continuous Wave Laser - Dauerstrichlaser*
DNS/RNS	*Desoxyribonukleinsäure/Ribonukleinsäure*
DOE	*Diffraktives Optisches Element*
FLIM	*Fluorescence Lifetime Imaging – Fluoreszenzlebensdauer-Bildgebung*
FWHM	*Full Width Half Maximum – Halbwertsbreite*
FWM	*Four Wave Mixing – Vier-Wellen-Mischung*
GRIN	*Gradientenindex*
HE	*Hämatoxylin/Eosin*
HNO	*Hals-Nasen-Ohren-Heilkunde*
IR	*Infrarot*
LBO	*Lithiumtriborat, LiB_3O_5*
LSM	*Laser-Scanning-Mikroskop*
MEMS	*Micro-Electro-Mechanical Systems – Mikro-Elektromechanisches System*
MFD	*Modenfelddurchmesser*
NA	*Numerische Apertur*
NADPH	*Nicotinamidadenindinukleotidphosphat*
$Nd:YVO_4$	*Neodym-dotiertes Yttrium-Vanadat*
OD	*Optische Dichte*
OPO	*Optisch-Parametrischer Oszillator*

PMT	*Photo Multiplier Tube – Photoelektronenvervielfacher*
PSF	*Punktspreizfunktion*
REM	*Raster-Elektronen-Mikroskop*
SHG	*Second Harmonic Generation*
SNR	*Signal-to-Noise Ratio – Signal-zu-Rausch-Verhältnis*
SPM	*Selbstphasenmodulation*
TPEF	*Two Photon Excited auto-Fluorescence*

Abbildungsverzeichnis

1 Einleitung

Die durchschnittliche Lebenserwartung eines Europäers lag im Jahr 2000 bei knapp 80 Jahren, nur ein Jahrhundert vorher wurden die Menschen durchschnittlich nicht älter als 50 Jahre. [1] Die Gründe liegen zum einen in einer drastischen Verringerung der Kindersterblichkeit, beispielsweise durch Einführung von Impfprogrammen gegen Ende des 19. Jahrhunderts. Ausschlaggebend ist jedoch der enorme medizinische Fortschritt auf den Gebieten der Prävention, Medikation und Therapeutik typischer Leiden im fortgeschrittenen Alter. Das Ergebnis ist ein demographischer Wandel, wodurch der sogenannte Altenquotient (Verhältnis von Bevölkerungszahl über 65 Jahre zu Bevölkerungszahl zwischen 15 und 65 Jahren) immer weiter ansteigt. [2] Das bedeutet im Umkehrschluss, dass sich die Medizin in Zukunft zunehmend auf eine Behandlung von Altersleiden ausrichten muss. Schon heute sind zwei Drittel aller Todesursachen in der Bundesrepublik entweder kardiovaskulärer Natur oder durch Tumore bedingt, statistisch betrachtet ein deutliches Anzeichen für die Alterung unserer Gesellschaft. [3]

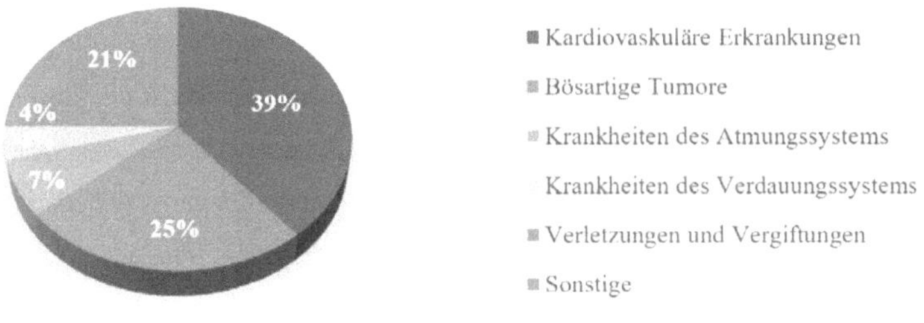

Abb. 1: Todesursachen in Deutschland 2015 (© Statistisches Bundesamt, Destatis, 2017).

Um diesen wachsenden Herausforderungen zu begegnen müssen neue und bessere Diagnose- und Therapiemethoden entwickelt werden. Insbesondere im Bereich der intraoperativen Untersuchungen werden innovative und leistungsstarke Werkzeuge benötigt, die eine schnelle Diagnostik ermöglichen und den behandelnden Arzt unterstützen.

Als konkretes Beispiel kann die chirurgische Therapierung von Tumorerkrankungen im HNO-Bereich angebracht werden. Hier ist es von immenser Bedeutung, dass das pathologische Gewebe möglichst konservativ, d.h. gewebeerhaltend, entfernt wird.

Dadurch soll vermieden werden, dass funktional wichtige Areale wie beispielsweise die Stimmbänder unnötig stark in Mitleidenschaft gezogen werden. Ein allzu passives Vorgehen der Chirurgen steht jedoch im Konflikt mit dem obersten Ziel, ein Rezidiv nach Möglichkeit zu vermeiden. Dieses kann durch eine unvollständige Entfernung des Tumors zustande kommen, so dass aus den örtlich begrenzten Tumorresten nach dem Eingriff weitere Tumorherde und Metastasen entstehen können. Dadurch sinken die Überlebenschancen des Patienten drastisch. Der heutige Goldstandard zur präzisen Identifizierung von Tumorrändern ist die Biopsie mit anschließender, histologischer Färbung (beispielsweise durch Hämatoxylin-Eosin-Färbung) von Gewebeschnitten. Dabei werden während des chirurgischen Eingriffs Gewebeproben entnommen, um sie anschließend als dünne Schnittpräparate einzufärben und mikroskopisch zu untersuchen. Die Untersuchung und pathologische Beurteilung erfolgt dabei i.d.R. visuell durch einen erfahrenen Histopathologen, welcher anhand der spezifischen Färbungscharakteristik des Gewebeschnittes eine subjektive Entscheidung trifft. Basierend darauf wird der Eingriff als erfolgreich eingestuft, sofern laut Biopsiebefund keine Tumorzellen mehr in den entnommenen Gewebeproben vorliegen. Werden in den untersuchten Proben jedoch Tumorränder erkannt, so muss der chirurgische Eingriff fortgesetzt bzw. wiederholt werden, je nachdem wie schnell die Information aus der Pathologie zur Chirurgie gelangt. In der Regel dauert eine Schnellschnittuntersuchung von der Ankunft der Gewebeprobe in der Pathologie bis zur Befundmitteilung an den Chirurgen mindestens 15 Minuten. Dabei wird der relativ zügige Ablauf durch eine verringerte Diagnosesicherheit erkauft, da die morphologische Qualität von schnellen Gefrierschnitten im Vergleich zu zeitintensiven Schnitten aus in Paraffin eingebettetem Material mangelhaft ist. Letzteres Verfahren stellt bei relativ hoher Diagnosesicherheit die histopathologische Routinemethode dar, dauert jedoch von der Probenannahme bis zur Befundung durchschnittlich ein bis zwei Tage. Somit ist die bevorzugte Methode nicht nur zeitaufwändig, sondern auch komplex in ihrer Durchführung, da viele Arbeitsschritte von Hand durchgeführt werden und die endgültige Bewertung oftmals menschlich-subjektiv erfolgt.

Genau hier setzen neue, optische Analysemethoden an, welche eine höhere Sensitivität und Spezifizität aufweisen können als bisherige Verfahren. [4, 5] Sie sind schneller und dadurch oftmals langfristig günstiger, darüber hinaus können sie zum größten Teil automatisiert werden. Dies entlastet Personal, senkt Kosten und erhöht sowohl die Richtigkeit als auch die Präzision von Diagnosen. Aus einer Vielfalt von optischen

Ansätzen mit unterschiedlichen Anwendungsszenarien seien hier vor allem zwei wichtige, schwingungsspektroskopische Techniken genannt, die Infrarotspektroskopie und die lineare Raman-Spektroskopie. Erstere ist nun schon seit mehr als 100 Jahren bekannt und basiert auf einem veränderbaren Dipolmoment in Molekülen, während letztere erstmals 1928 von C.V. Raman nachgewiesen wurde und nur bei solchen Molekülschwingungen in Erscheinung tritt, bei denen sich die Polarisierbarkeit des Moleküls während der Schwingung ändert. [6] Somit liefern diese beiden Analysemethoden komplementäre Informationen von molekularen Schwingungen, da der Interaktionsmechanismus zwischen Licht und Molekül für beide Spektroskopietechniken grundlegend unterschiedlich ist. [6] Die Infrarotspektroskopie hat ihre Stärken in der Quantifizierung von Konzentrationen bekannter Substanzen, aber auch in der Strukturaufklärung unbekannter Stoffe. Praktikable Anwendungen in der medizinischen Diagnostik sind jedoch eher selten und sehr limitiert, da nahezu alle biologischen Proben einen hohen Wasseranteil aufweisen. Die Streck- und Beugungsschwingungen des Wassermoleküls bewirken eine Dipolmomentänderung und sind somit IR-aktiv, so dass durch die hohe Absorption in wässrigen Gewebeproben keine Strukturaufklärung bzw. Bildgebung möglich ist. Diese Schwingungen des Wassermoleküls sind zwar ebenfalls Raman-aktiv, zeigen im Vergleich zum IR-Spektrum jedoch lediglich schwache Anregungsbanden. Dadurch ist die Analyse von biologischen Proben unter Verwendung der Raman-Spektroskopie oder verwandten Techniken möglich. Die lineare Raman-Spektroskopie hat ihrerseits jedoch auch systemische Limitierungen. Raman-gestreutes Licht an Molekülen besitzt einen sehr kleinen Streuquerschnitt, so dass hohe Molekülkonzentrationen, lange Detektionszeiten oder intensive Anregungslaser notwendig sind, um ein signifikantes Raman-Signal zu registrieren. [6] Man kann grob davon ausgehen, dass sich bei nicht-destruktiven Laserleistungen und biologisch relevanten Stoffkonzentrationen eine Detektionszeit in der Größenordnung von einigen Hundert Millisekunden pro Messpunkt ergibt. [7–11] Damit können in medizinischen Anwendungen zwar schnell Punktinformationen gewonnen werden, für eine großflächige und hochaufgelöste Bildgebung ist diese Methode jedoch ungeeignet. Darüber hinaus sind Raman-Spektren oftmals mit einem Fluoreszenzuntergrund behaftet, welcher eine Auswertung der Schwingungsbanden und eine untergrundfreie Signaldetektion erschwert.

Hier bieten nun nichtlineare Streuprozesse Abhilfe, welche bei gleichen Rahmenbedingungen wesentlich kürzere Detektionszeiten im Bereich von einigen wenigen Mikrosekunden pro Messpunkt ermöglichen. Erst mit diesen kurzen Messzeiten wird eine großflächige, hochaufgelöste Bildgebung in Echtzeit ermöglicht. Insbesondere der Einsatz von nichtlinearen Spektroskopietechniken wie beispielsweise die kohärente Anti-Stokes-Raman-Streuung (coherent anti-Stokes Raman scattering – CARS), die Erzeugung der zweiten Harmonischen (second harmonic generation – SHG) und die zwei-Photonen angeregte Autofluoreszenz (two-photon excited auto-fluorescence – TPEF) hat sich in den letzten Jahren als wertvolles Werkzeug für die medizinische Diagnostik etabliert. [12–15] Dabei werden mit Hilfe eines Laser-Scanning-Mikroskops (LSM) multimodale Bilder von Gewebeschnitten aufgenommen, ohne die Notwendigkeit einer vorherigen Präparation oder Färbung, also markerfrei. Diese Bilder haben einen hohen, morpho-chemischen Informationsgehalt und bieten als sogenannte „optische Biopsien" qualitativ eine Alternative zum Goldstandard. [16] Allerdings werden an schwer zugänglichen Gewebestellen in den meisten Fällen weiterhin invasive Biopsien durchgeführt, um die Proben *ex-vivo* unter einem LSM zu untersuchen. Es gibt bereits biopsiefreie Ansätze, welche das LSM zum Patienten bringen, um Aufnahmen von Epithelgewebe wie beispielsweise Haut zu machen. [17, 18] Kompakte, endomikroskopische Ansätze sind erst seit kurzem in einigen *In-vivo*-Studien zu finden [19–21], ihre Weiterentwicklung ist dringend notwendig, um das volle Potenzial der nichtlinearen, spektroskopischen Bildgebung auszunutzen und die medizinische Forschung und Diagnostik voranzutreiben. Erst dieses Jahr haben Forscher die Entdeckung eines bislang unbekannten, großflächigen Organs im menschlichen Körper gemeldet – unter Zuhilfenahme optischer Sonden zur nichtlinearen Bildgebung durch SHG-Spektroskopie. Das Gewebegeflecht namens „Interstitium" könnte möglicherweise eine wichtige Rolle bei der Erforschung und dem Verständnis von Krebserkrankungen spielen. [22] Es ist nicht unwahrscheinlich, dass dies nicht die einzige Entdeckung bleibt, bei der die spektroskopische Endomikroskopie maßgeblich involviert ist.

Die vorliegende Forschungsarbeit knüpft an dieser Stelle an und präsentiert eine Möglichkeit, die nichtlinearen, spektroskopischen Modalitäten CARS, SHG und TPEF in einem kompakten, endoskopischen Design zu implementieren und somit *in-vivo* optische Biopsien zu ermöglichen. Dies erfolgt im Speziellen unter Einsatz von miniaturisierten Optiken und einer geeigneten Multikernfaser, welche im Vorfeld für den Einsatz als bildgebendes Element getestet wurde. Die Arbeit ist in drei Teile gegliedert: Theorie, Methodik und Ergebnisse. Im Einzelnen erfolgt zunächst ein Überblick über den Stand der Technik auf dem Gebiet der Histopathologie und der Multimodalspektroskopie mit theoretischer Betrachtung nichtlinearer Spektroskopietechniken. Darauffolgend werden die verwendeten Laser- und Mikroskopsysteme sowie Detektoren vorgestellt. Abschließend werden die Forschungsergebnisse präsentiert und diskutiert.

2 Stand der Technik

2.1 Histopathologie – Die Routinemethode

Die Färbung von histologischen Dünnschnitten mit Hämatoxylin und Eosin ist die am meisten genutzte Routine- und Übersichtsmethode für morphologische Untersuchungen. [23, 24] Dabei können verschiedene Zellbestandteile wie Zellkerne, Ribosomen, Mitochondrien und extrazelluläre Komponenten wie Zellplasmaproteine, Kollagene und Keratine sichtbar gemacht werden. Anhand der gefärbten Dünnschnitte können Histopathologen im mikroskopischen Bild verschiedene Gewebestrukturen unterscheiden und auf krankhafte Veränderungen untersuchen. Hämatein, ein Oxidationsprodukt von Hämatoxylin, färbt als blauer Komplex mit Aluminiumionen hauptsächlich Zellkerne und Ribosomen, indem es an die saure DNS und RNS bindet. Diese blaue Zellkernfärbung ist gefolgt von einer rötlichen Färbung mit wässriger oder alkoholischer Eosinlösung. Eosin färbt vor allem basische Strukturen wie Zellplasmaproteine, Kollagen und Keratin. Dabei entstehen die klassischen „rot-blauen" Präparate. [23] Dies bedeutet im Umkehrschluss aber auch, dass Strukturen, die weder sauer noch basisch sind, nicht von der HE-Färbung erfasst werden. Dazu gehören beispielsweise Fettsäuren, welche ein entscheidender Indikator für die Pathologie sein können. Die folgenden Mikroskopbilder in Abbildung 2 stellen qualitativ den Unterschied zwischen gesundem und krankhaftem Gewebe nach der Färbung mit Hämatoxylin und Eosin anhand von Gewebeschnitten eines Plattenepithelkarzinoms eines menschlichen Ösophagus dar.

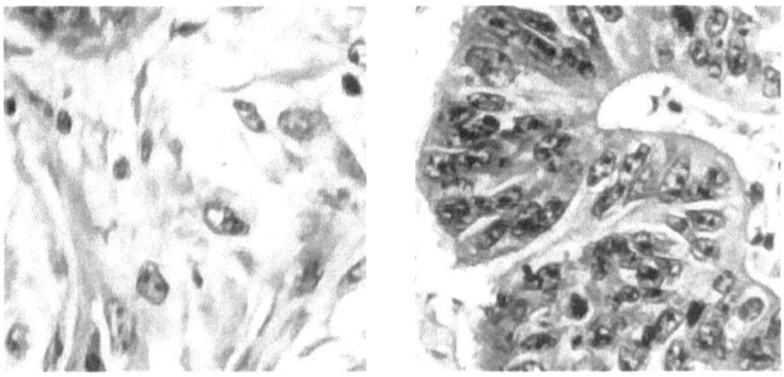

Abb. 2: HE-Färbungen von Gewebeproben eines menschlichen Ösophagus. Links: gesundes Gewebe. Rechts: Plattenepithelkarzinom. [25]

Obwohl die Interpretation von HE-Bildern eine komplexe und anspruchsvolle Aufgabe ist, kann man aufgrund des fortgeschrittenen Krankheitsstadiums im obigen Beispiel einen deutlichen Unterschied erkennen. Das gesunde Gewebe weist eher regelmäßige Strukturen und einen geringeren Blauanteil auf, was auf einen normalen Metabolismus hindeutet. Dahingegen erscheint die Struktur des Karzinoms chaotisch, es sind wesentlich mehr blaue Zellkerne zu sehen, die eine benachbarte Struktur infiltrieren. Das ist ein Anzeichen für einen sich schnell und unkontrolliert teilenden Tumor. Somit bietet die HE-Färbung eine zuverlässige Möglichkeit, Gewebeproben visuell auf Veränderungen zu untersuchen. [26]

Die histologische Färbung mit Hämatoxylin und Eosin ist zwar die am weitesten verbreitete, jedoch bei weitem nicht einzige Färbemethode. Dabei werden die zu färbenden Zellstrukturen grundsätzlich in basophile, azidophile und neutrophile Komponenten klassifiziert. Basophile Strukturen enthalten Säuregruppen und lassen sich daher mit basischen Farbstoffen wie Hämatoxylin, Azokarmin oder Methylenblau färben. Azidophile Strukturen sind basisch und färben sich mit sauren Farbstoffen, dazu gehören Eosin, Anilinblau und Säurefuchsin. Neutrophile Strukturen wie Fettsäuren werden durch basische und saure Farbstoffe nicht gefärbt, sie werden vorwiegend durch lipophile Farbstoffe wie z.B. Sudanrot 7B sichtbar gemacht. [23, 24] Zusätzlich zu dieser klassischen, histologischen Technik hat sich die Immunhistologie als wichtige Methode etabliert. Hier werden nicht die Zellbestandteile selbst gefärbt, stattdessen beruht die Färbung auf einer Antigen-Antikörper-Reaktion. Dabei werden zumeist Proteine mit Hilfe von fluoreszenzmarkierten Antikörpern adressiert, man spricht deshalb auch von Immunfluoreszenz. [27] Eine ähnliche Methode basiert auf Gensonden, welche mit Fluorochromen markiert werden und sich an bestimmte Gensequenzen einzelsträngiger DNS oder RNS anlagern. Es handelt sich um die sogenannte Fluoreszenz-in-situ-Hybridisierung. [28] All diese Techniken zur Gewebeanalyse sind wichtige Werkzeuge der Pathologie und insbesondere der Krebsdiagnostik, da sie zuverlässige und präzise Diagnosen erlauben.

Allerdings sind solche histologischen Untersuchungen immer auch mit viel Aufwand verbunden. Biopsien müssen oftmals sehr umfangreich und großflächig durchgeführt werden, um beispielsweise Tumorränder eindeutig zu identifizieren. Nicht selten müssen in Folgeeingriffen weitere Gewebeproben entnommen werden, falls die Erstbehandlung nicht zum gewünschten Erfolg geführt hat. Bevor die Gewebeprobe eines Patienten analysiert und ein Befund gestellt werden kann, muss sie einer komplexen Verarbeitung unterzogen werden. Das Gewebe muss mit einer Formaldehydlösung fixiert und entwässert werden, bevor es makroskopisch begutachtet und grob auf die relevanten Gewebebereiche zugeschnitten wird. Anschließend wird die Probe in Paraffin eingebettet um mit einem Mikrotom wenige Mikrometer dicke Gewebeschnitte anzufertigen. Insbesondere diese Schnittherstellung am Mikrotom muss von erfahrenen Analytikern oder medizinisch-technischen Assistenten durchgeführt werden, da es sich um einen sehr anspruchsvollen Arbeitsschritt handelt. Die Gewebeschnitte werden dann auf Glasobjektträger aufgezogen und einer weiteren Behandlung durch histologische Färbetechniken unterzogen. Bei manchen Operationen und besonders dringenden Analysen können schnelle Gefrierschnitte angefertigt werden. In diesem Fall erfolgt die Gewebestabilisierung durch Gefrieren bei etwa -30 °C bis -20 °C, bevor die Probe in einem Kryostat-Mikrotom geschnitten wird. Durch eine Schnellfärbung und anschließende, mikroskopische Analyse kann innerhalb von 10 Minuten ein Befund gestellt und an den Chirurgen kommuniziert werden. Nach Möglichkeit werden Schnellschnittuntersuchungen jedoch vermieden, da sie mit einer deutlich verminderten Diagnosesicherheit verbunden sind. Bei beiden Verfahren werden die Präparate schließlich von einem Histopathologen untersucht, in komplizierten Fällen oftmals auch von einer Gruppe von Experten. Sobald ein Befund vorliegt wird dieser an den behandelnden Arzt gemeldet. Wurden beispielsweise Tumorzellen in den Gewebeproben entdeckt, so muss der chirurgische Eingriff wiederholt werden – die Prozedur beginnt von vorne. Von der Biopsie bis zur eindeutigen Diagnose können somit oft mehrere Tage vergehen. Dies bedeutet zum einen Unannehmlichkeiten für den Patienten, zum anderen hat der Chirurg in vielen Fällen keine andere Wahl als äußerst konservativ vorzugehen, um wichtige Organe wie die Stimmbänder nicht zu sehr zu schädigen. Dies stellt immer ein Risiko dar, weil Tumorränder und kleine Zellagglomerate leicht übersehen werden können. Außerdem besteht bei jeder Tumorbiopsie generell das Risiko einer Tumorzellverschleppung, d.h. kleinste Zellrückstände im Körper des Patienten können neue Tumorherde bzw. Metastasen ausbilden.

Daher ist es insbesondere von großem Interesse, pathologische Veränderungen frühzeitig zu erkennen und darüber hinaus die Abgrenzungen zu gesundem Gewebe bereits während eines Eingriffs eindeutig zu identifizieren. Optische Ansätze unter Ausnutzung von nichtlinearen Effekten können hier einen vielversprechenden Lösungsansatz bieten. [12–15]

2.2 Optisch nichtlineare Effekte

Als 1960 der erste Laser der Welt in Betrieb genommen wurde, konnte man schon bald erstmalig optische Effekte beobachten, die lange Zeit nur theoretisch zugänglich waren. Es handelte sich dabei um einen mit Blitzlampen gepumpten Drei-Niveau-Rubinlaser, der von Theodore Maiman entwickelt wurde. War dieser noch sehr leistungsschwach und nur gepulst zu betreiben, wurden in den darauffolgenden Jahren immer stärkere Laser entwickelt, darunter auch der Vier-Niveau-Helium-Neon-Laser. Mit ausreichend hohen Lichtintensitäten (in der Größenordnung von mehreren Kilowatt pro Quadratzentimeter) konnte nun das nichtlineare Verhalten von Licht in optischen Medien experimentell induziert und nachgewiesen werden. [29–32] Die Ergebnisse standen im deutlichen Gegensatz zur historisch etablierten Annahme, alle optischen Wechselwirkungsprozesse seien linearer Natur. Die neuen Beobachtungen zeigten jedoch unter anderem die Abhängigkeit des Brechungsindex von der Lichtintensität, die Frequenzänderung des Lichts beim Durchlaufen von optisch nichtlinearen Medien, und die Verletzung des Superpositionsprinzips.

Während die Pioniere der nichtlinearen Optik durch technologische Grenzen zur damaligen Zeit extrem limitiert waren, wurden Laserquellen, optische Komponenten und Detektoren in der Folgezeit rasant weiterentwickelt. Gepulste Lasersysteme mit Pulsbreiten im Piko- und Femtosekundenbereich und immer höheren Pulsspitzenleistungen kamen auf den Markt. Sie nahmen bald nicht mehr ganze Laborräume ein, sondern waren zunehmend für den Aufbau auf optischen Tischen geeignet. [33] Aberrationsbefreite Linsen und Objektive steigerten die Abbildungsqualität bis hinunter zum Beugungslimit und optische Filter mit immer besseren Absorptions- und Transmissionseigenschaften wurden gefertigt. Detektoren wurden zunehmend empfindlicher und waren bald in der Lage, einzelne Photonen zu registrieren. Dadurch konnten vor der Jahrtausendwende bereits extrem schwache, nichtlineare Signale von biologischen Proben detektiert werden. [34–36] Aus diesem stetigen, technologischen Fortschritt ist ein neues und leistungsfähiges Instrument für die Analytik hervorgegangen. Somit bietet die Multiphotonenmikroskopie einen optischen Werkzeugkasten mit sehr leistungsstarken und vielseitigen Hilfsmitteln für die medizinische Bildgebung.

Dabei werden nichtlineare optische Phänomene nicht beobachtet, wenn sich Licht im Vakuum ausbreitet, d.h. die Nichtlinearität ist eine intrinsische Eigenschaft des

Ausbreitungsmediums. Bei ausreichend hohen Feldstärken – in der Größenordnung interatomarer, elektrischer Feldstärken, typischerweise ab $10^5 \frac{V}{m}$ – treten nichtlineare Effekte auf, die wiederum neue Feldkomponenten erzeugen oder das ursprüngliche Feld beeinflussen. [37] Das Verhalten eines dielektrischen Mediums (bei dem die Ladungsträger nicht frei beweglich sind), welches mit einem elektromagnetischen Feld interagiert, kann durch die Maxwell-Gleichungen beschrieben werden. [38]

$\vec{\nabla} \times \vec{H} = \frac{\partial \vec{D}}{\partial t}$	(Durchflutungsgesetz: eine Änderung der elektrischen Feldstärke führt zu einem magnetischen Wirbelfeld.)
$\vec{\nabla} \times \vec{E} = -\frac{\partial \vec{B}}{\partial t}$	(Induktionsgesetz: eine Änderung der magnetischen Feldstärke führt zu einem elektrischen Wirbelfeld.)
$\vec{\nabla} \cdot \vec{D} = \rho$	(Elektrische Feldlinien divergieren. Die Ladungsträger sind Quellen des elektrischen Feldes.)
$\vec{\nabla} \cdot \vec{B} = 0$	(Magnetische Feldlinien divergieren nicht. Das Feld der magn. Flussdichte ist quellenfrei, d.h. die Feldlinien sind geschlossen.)

Dabei ist $\vec{\nabla}\times$ der Nabla- bzw. Rotationsoperator, dessen Vektorkomponenten die partiellen Ableitungsoperatoren $\frac{\partial}{\partial x_i}$ sind. $\vec{\mathrm{H}}$ $\left[\frac{A}{m}\right]$ ist die magnetische Feldstärke, $\vec{\mathrm{D}}$ $\left[\frac{As}{m^2}\right]$ ist die elektrische Flussdichte und $\vec{\mathrm{E}}$ $\left[\frac{V}{m}\right]$ ist die elektrische Feldstärke. $\vec{\mathrm{B}}$ $\left[\frac{Vs}{m^2} = T\right]$ ist die magnetische Flussdichte, wobei $\vec{B} = \mu_0 \vec{H}$ (Vakuum). μ_0 $\left[\frac{Vs}{Am}\right]$ ist die magnetische Feldkonstante, ρ $\left[\frac{As}{m^3}\right]$ ist die Ladungsträgerdichte, welche unter Annahme eines quellenfreien Mediums Null ist. [38]

Der Zusammenhang zwischen elektrischer Flussdichte $\vec{D}$ und elektrischer Feldstärke $\vec{E}$ hängt von den Materialeigenschaften des Mediums ab und zeichnet sich makroskopisch in der Polarisation $\vec{P}$ $\left[\frac{As}{m^2}\right]$ ab. Die Polarisation in einem dielektrischen Medium ist die makroskopische Summe aller mikroskopischen Dipolmomente p_i pro Volumeneinheit V, welche durch das elektrische Feld induziert werden.

$$\vec{P} = \frac{\Sigma \vec{p_i}}{V} = \frac{N}{V}\vec{p}, \qquad \text{mit} \qquad \vec{p_i} = \alpha_i \vec{E} \tag{1}$$

Dabei ist $\alpha \left[\frac{Cm^2}{V}\right]$ die Polarisierbarkeit, also ein Maß für die Verschiebbarkeit von entgegengesetzten Ladungen in Atomen oder Molekülen zueinander in Anwesenheit eines äußeren elektrischen Feldes. Die Polarisierbarkeit ist im Allgemeinen ein Tensor, da sie abgesehen von kugelsymmetrischen Molekülen richtungsabhängig ist. Es gilt weiterhin:

$$\vec{D} = \varepsilon \vec{E} = \varepsilon_0 \vec{E} + \vec{P} \tag{2}$$

$$\text{mit} \qquad \varepsilon = \varepsilon_0 \varepsilon_r, \qquad \vec{P} = \varepsilon_0 \chi \vec{E} \qquad \text{und} \qquad \chi = \varepsilon_r - 1 = \frac{\alpha}{V\varepsilon_0}$$

$\varepsilon \left[\frac{As}{Vm}\right]$ ist die elektrische Permittivität und $\varepsilon_0 \left[\frac{As}{Vm}\right]$ und ε_r die elektrische Feldkonstante, respektive die relative Permittivität des Mediums, in dem die elektrische Flussdichte gemessen wird. Für den trivialen Fall des Vakuums entfällt die Polarisationskomponente (unter Vernachlässigung der extrem schwachen Vakuumpolarisation) und es ergibt sich der einfache Zusammenhang $\vec{D} = \varepsilon_0 \vec{E}$, für alle anderen Fälle gilt $\vec{P} \neq 0$. Bei niedrigen Feldstärken gilt in erster Näherung ein linearer Zusammenhang zwischen der Polarisation und dem elektrischen Feld. χ ist die elektrische Suszeptibilität, welche die Fähigkeit eines Mediums zur Polarisierung innerhalb eines elektrischen Feldes angibt. Während sie für niedrige Feldstärken eine Proportionalitätskonstante darstellt, ist sie wie die Polarisierbarkeit für hohe Feldstärken im Allgemeinen ein Tensor (n+1)-ter Stufe $\chi^{(n)}$. Dies kann relativ anschaulich anhand des Modells eines Lorentzoszillators erklärt werden, welches das Verhalten eines gebundenen Elektrons mit Ladung e innerhalb eines äußeren, elektrischen Wechselfeldes beschreibt. Das dabei entstehende Dipolmoment $\vec{p} = -e\vec{x}$ ist abhängig von der Auslenkung durch ein elektrisches Feld mit der einwirkenden Kraft $\vec{F} = -e\vec{E}$. Solange die rücktreibende Kraft proportional zur Auslenkung ist, also das Hooke'sche Gesetz erfüllt ist, spricht man vom harmonischen Oszillator. In diesem Fall sind die Auslenkung und damit die Polarisation proportional zur Feldstärke, das Medium verhält sich linear. Ist die rücktreibende Kraft nicht proportional zur Auslenkung, so ist die Polarisation eine nichtlineare Funktion von der elektrischen Feldstärke, was sich im Suszeptibilitätstensor niederschlägt. Man spricht in diesem Fall von einem anharmonischen Oszillator, das Medium ist nichtlinear. Grundsätzlich können bei geringen Feldstärken alle Medien als linear betrachtet werden. Bewegt man sich jedoch in der Größenordnung atomarer Feldstärken, so zeigen alle Medien ihre nichtlineare Natur. Die Polarisation kann dann als Näherung durch eine Taylorreihe um $E = 0$ ausgedrückt werden, welche die höheren Terme von α bzw. χ berücksichtigt. Es ergibt sich – vereinfacht dargestellt – für den Zusammenhang zwischen Polarisation und Feldstärke: [37]

$$\vec{P} = \varepsilon_0 \sum_n \chi^{(n)} \vec{E}^n = \varepsilon_0 (\chi^{(1)} \vec{E} + \chi^{(2)} \vec{E}^2 + \chi^{(3)} \vec{E}^3 + \cdots) \tag{3}$$

Bei geringen Feldstärken dominiert die lineare Suszeptibilität $\chi^{(1)}$, der zweite Term $\chi^{(2)}$ repräsentiert die Nichtlinearität zweiter Ordnung, $\chi^{(3)}$ stellt die Nichtlinearität dritter Ordnung dar usw. Dabei sind die Terme innerhalb der Klammern Produkte aus Tensoren höherer Stufen und den Feldvektoren mit entsprechenden Potenzen. Die Berechnung ist nicht trivial und erfordert fundierte Kenntnisse der Tensoranalysis. Es gilt $\chi^{(1)} \gg \chi^{(2)} \gg \chi^{(3)} \ldots$, d.h. mit zunehmender Stufe werden die Beträge der nichtlinearen Suszeptibilitäten sehr schnell kleiner. Es gibt weltweit nur wenige Forschungsgruppen, die nichtlineare Effekte oberhalb von $\chi^{(3)}$ untersuchen bzw. ihre Anwendbarkeit prüfen. Typische Werte liegen in der Größenordnung von $10^{-12} \frac{m}{V}$ für $\chi^{(2)}$, und $10^{-24} \frac{m^2}{V^2}$ für $\chi^{(3)}$. [39] Der Suszeptibilitätstensor und der Brechungsindex lassen sich grundsätzlich in einen Real- und einen Imaginärteil aufteilen, wobei der Realteil dispersive Effekte beschreibt und der Imaginärteil für die Absorption verantwortlich ist.

Um nun die Lichtpropagation in einem nichtlinearen Medium zu beschreiben bedient man sich der Maxwellgleichungen für isotrope, dielektrische Materialien:

$$\vec{\nabla} \times \vec{E} = -\frac{\partial \vec{B}}{\partial t} = -\mu_0 \frac{\partial \vec{H}}{\partial t}$$

Nach Anwendung des Rotationsoperators $\vec{\nabla} \times (\vec{\nabla} \times \vec{E}) = -\mu_0 \frac{\partial (\vec{\nabla} \times \vec{H})}{\partial t}$

und mit $\vec{\nabla} \times \vec{H} = \frac{\partial \vec{D}}{\partial t}$

$$\text{ergibt sich} \quad \vec{\nabla} \times \left(\vec{\nabla} \times \vec{E}\right) = -\mu_0 \frac{\partial^2 \vec{D}}{\partial t^2}.$$

$$\text{Es gilt außerdem} \quad \vec{\nabla} \times \left(\vec{\nabla} \times \vec{E}\right) = \vec{\nabla}\left(\vec{\nabla} \cdot \vec{E}\right) - \vec{\nabla}^2 \vec{E}.$$

$$\text{Mit} \quad \vec{D} = \varepsilon \vec{E} = \varepsilon_0 \vec{E} + \vec{P}$$

$$\text{resultiert} \quad \vec{\nabla}\left(\vec{\nabla} \cdot \vec{E}\right) - \vec{\nabla}^2 \vec{E} = -\mu_0 \left(\varepsilon_0 \frac{\partial^2 \vec{E}}{\partial t^2} + \frac{\partial^2 \vec{P}}{\partial t^2}\right).$$

Für isotrope, dielektrische Medien gilt $\vec{\nabla} \cdot \vec{D} = 0$ und somit auch $\vec{\nabla} \cdot \vec{E} = 0$. Damit lässt sich die Wellengleichung schreiben als

$$\vec{\nabla}^2 \vec{E} - \frac{1}{c_0^2} \frac{\partial^2 \vec{E}}{\partial t^2} = \mu_0 \frac{\partial^2 \vec{P}}{\partial t^2} \tag{4}$$

c_0 ist die Vakuumlichtgeschwindigkeit, wobei $c_0 = \frac{1}{\sqrt{\varepsilon_0 \mu_0}}$. Im Medium gilt $c = \frac{c_0}{n} = \frac{1}{\sqrt{\varepsilon \mu}}$, mit dem Brechungsindex n und $\mu = \mu_0 \mu_r$, wobei μ_r die relative Permeabilität ist, welche für nichtmagnetische, dielektrische Stoffe gegen 1 strebt. Dadurch ergibt sich $n^2 \approx \varepsilon_r = \chi + 1$. Schreibt man nun die feldabhängige Polarisation $\vec{P}$ als Summe von linearen und nichtlinearen Anteilen $\vec{P} = \varepsilon_0 \chi \vec{E} + \vec{P}_{NL}$, mit $\vec{P}_{NL} = \varepsilon_0 \chi^{(2)} \vec{E}^2 + \varepsilon_0 \chi^{(3)} \vec{E}^3 + \cdots$, und berücksichtigt man obige Näherung, so ergibt sich für die nichtlineare Wellengleichung:

$$\vec{\nabla}^2 \vec{E} - \frac{1}{c^2} \frac{\partial^2 \vec{E}}{\partial t^2} = \mu_0 \frac{\partial^2 \vec{P}_{NL}}{\partial t^2} \tag{5}$$

Hierbei wird $\vec{P}_{NL}$ als Quellterm betrachtet, welcher für die Abstrahlung eines Feldes innerhalb eines Mediums mit Brechungsindex n verantwortlich ist. Für die Lösung dieser nichtlinearen, partiellen Differentialgleichung setzt man unendliche, ebene Wellenfronten voraus, die sich in z-Richtung ausbreiten: $\vec{E}(t,z) = \vec{E}_0 \cos\left(\omega t - \vec{k}\vec{z}\right)$. $\vec{k}$ ist der Wellenvektor, er steht senkrecht auf der Wellenfront und hat den Betrag $\frac{2\pi}{\lambda}$ mit der Wellenlänge $\lambda\ [m]$. Man gelangt schließlich zu einem System von Wellengleichungen, die durch die nichtlineare Polarisation $\vec{P}_{NL}$ und mit den nichtlinearen Suszeptibilitäten als Kopplungskoeffizienten miteinander gekoppelt sind. Eine Konsequenz daraus ist der Energieaustausch zwischen verschiedenen Wellen, daher auch „Wellen-Mischung“

genannt. Je größer $\vec{P}_{NL}$ ist, desto stärker ist dieser nichtlineare Effekt ausgeprägt. Im Allgemeinen führt eine Nichtlinearität n-ter Ordnung zu einer Mischung von $n+1$ Wellen. Nimmt man beispielsweise eine Vier-Wellen-Mischung an, so ist die nichtlineare Polarisation mit Suszeptibilität dritter Ordnung ($\chi^{(3)}$):

$$\vec{P}^{(3)} = \varepsilon_0 \chi^{(3)} \vec{E}^3 \tag{6}$$

Für $\vec{E} = \vec{E}(t,z)$ ergibt sich bei Einwirkung von drei verschiedenen Frequenzkomponenten ω_1, ω_2 und ω_3

$$\begin{aligned}\vec{E}(t,z) &= \vec{E}_1(t,z) + \vec{E}_2(t,z) + \vec{E}_3(t,z)\\ &= \vec{E}_1 \cos(\omega_1 t - \vec{k}_1\vec{z}) + \vec{E}_2 \cos(\omega_2 t - \vec{k}_2\vec{z})\\ &+ \vec{E}_3 \cos(\omega_3 t - \vec{k}_3\vec{z})\end{aligned} \tag{7}$$

Fügt man Gleichung (7) in (6) ein, so ergibt sich folgender Term:

$$\begin{aligned}\vec{P}^{(3)}(t)\big/_{\varepsilon_0\chi^{(3)}} &= \vec{E}_1(t)^3 + \vec{E}_2(t)^3 + \vec{E}_3(t)^3 + 3\vec{E}_1(t)\vec{E}_2(t)^2 + 3\vec{E}_1(t)\vec{E}_3(t)^2\\ &+ \quad 3\vec{E}_1(t)^2\vec{E}_2(t) + 3\vec{E}_1(t)^2\vec{E}_3(t) + 6\vec{E}_1(t)\vec{E}_2(t)\vec{E}_3(t)\\ &+ \quad 3\vec{E}_2(t)\vec{E}_3(t)^2 + 3\vec{E}_2(t)^2\vec{E}_3(t)\end{aligned} \tag{8}$$

Nach Einsetzen der drei Feldkomponenten $\vec{E}_1 \cos(\omega_1 t - \vec{k}_1\vec{z})$, $\vec{E}_2 \cos(\omega_2 t - \vec{k}_2\vec{z})$ und $\vec{E}_3 \cos(\omega_3 t - \vec{k}_3\vec{z})$, und unter Anwendung von trigonometrischen Umformungen ergeben sich 19 neue Feldkomponenten für die nichtlineare Polarisation dritter Ordnung [39], darunter auch der Term, welcher den CARS-Prozess beschreibt:

$$\vec{P}^{(3)}{}_{\omega_1+\omega_2-\omega_3} = \frac{3}{2}\varepsilon_0\chi^{(3)}\vec{E}_1\vec{E}_2\vec{E}_3 \cos\left[(\omega_1+\omega_2-\omega_3)t - (\vec{k}_1+\vec{k}_2-\vec{k}_3)\vec{z}\right] \tag{9}$$

Es können im realen Fall nie alle 19 Feldkomponenten gleichzeitig generiert werden. Für eine effiziente Energiekopplung muss nicht nur die Energieerhaltung, sondern auch die Impulserhaltung erfüllt sein. Dies ist nur in speziellen Medien und geometrischen Konfigurationen möglich.

Bei den meisten Anwendungen der CARS-Spektroskopie verwendet man aus Gründen der Einfachheit nur zwei unterschiedliche Anregungsfrequenzen, d.h. in dem Fall ist $\omega_1 = \omega_2 = \omega_P$. ω_P wird Pumpfrequenz genannt, $\omega_3 = \omega_S$ ist die sogenannte Stokes-Frequenz. Letztere entspricht der klassischen, Stokes'schen Raman-Verschiebung mit $\omega_S = \omega_P - \omega_{vib}$. ω_{vib} ist die Anregungsfrequenz eines Vibrationsenergieniveaus des nichtlinearen Mediums. Die Generierung der Anti-Stokes-Frequenz ist wesentlich effizienter, wenn die Pump- und Stokes-Frequenzen so abgestimmt sind, dass sie ein Vibrations- oder Rotationsenergieniveau – also eine aktive Raman-Bande – anregen. Aufgrund dieser kohärenten Anregung einer Raman-Schwingung, bei der alle beteiligten Moleküle im Laserfokus phasengleich „getrieben" werden, können wesentlich höhere Signalintensitäten generiert werden als durch lineare Raman-Streuung. Die resonante Anregung von Raman-Schwingungen liefert ein verstärktes CARS-Signal, die Vier-Wellen-Mischung findet jedoch auch außerhalb der Raman-Resonanz statt. Die generierte Anti-Stokes-Frequenz liegt sowohl im resonanten, als auch im nichtresonanten Fall bei $\omega_{AS} = \omega_1 + \omega_2 - \omega_3 = 2\omega_P - \omega_S$, was durch folgendes Energieniveauschema in Abbildung 3 verdeutlicht wird.

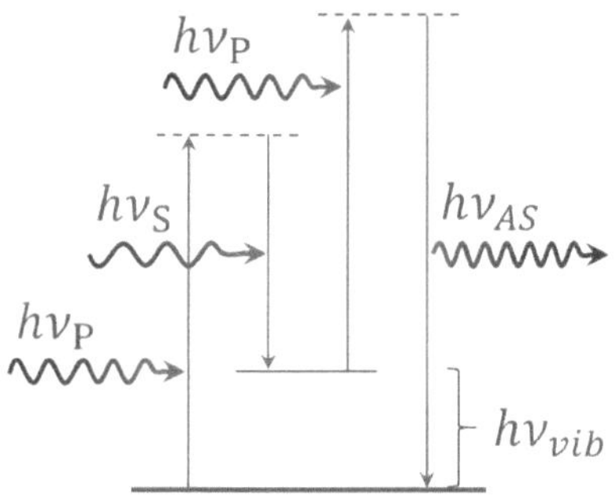

Abb. 3: Schema des CARS-Prozesses. Zwei Pump-Photonen der Energie $h\nu_P$ und ein Stokes-Photon der Energie $h\nu_S$ interagieren in einem Vier-Wellen-Mischprozess mit dem resultierenden Anti-Stokes-Photon der Energie $h\nu_{AS}$. Die gestrichelten Linien stellen virtuelle Energieniveaus dar.

$\vec{P}^{(3)}{}_{\omega_1+\omega_2-\omega_3}$ dient also als Quellterm für die Abstrahlung eines Feldes mit der Frequenz $\nu_{AS} = 2\nu_P - \nu_S$. Für die Beschreibung der Feldpropagation im Medium muss die nichtlineare Polarisation mit der Anti-Stokes-Frequenz (9) in die nichtlineare Wellengleichung (5) eingesetzt und diese gelöst werden. Es wird vereinfachend angenommen, dass die Energieübertragung zwischen den eingestrahlten

Feldkomponenten und der resultierenden Anti-Stokes-Wellenlänge nur langsam und ineffizient erfolgt, d.h. die ursprünglichen Wellen verlieren nur wenig Energie: $E_0(z) \approx const.$. Als Randbedingung gilt außerdem $E_{AS}(0) = 0$, d.h. zu Beginn werden nur die Anregungswellen eingestrahlt. [37–39] Schließlich muss über die gesamte Wechselwirkungsstrecke integriert werden, um zur Intensität der erzeugten Anti-Stokes-Welle zu gelangen. Sie ist proportional zum Quadrat der Suszeptibilität dritter Ordnung, zu den Intensitäten der eingestrahlten Wellen $I_P^2 \cdot I_S$ und zum Quadrat der Wechselwirkungslänge L: [40]

$$I_{AS} \sim {\chi^{(3)}}^2 {I_P}^2 I_S L^2 \cdot sinc^2\left(\frac{\Delta kL}{2}\right) \tag{10}$$

Dabei ist $sinc^2\left(\frac{\Delta kL}{2}\right) = \frac{\sin^2\left(\frac{\Delta kL}{2}\right)}{\left(\frac{\Delta kL}{2}\right)^2}$ und $\Delta k = 2k_P - k_S - k_{AS}$ die Phasenfehlanpassung. Ein signifikanter Energietransfer findet nur dann statt, wenn Δk Null ist. Anders als bei SHG kann diese Bedingung nicht über die Wahl geeigneter, doppelbrechender Materialen erfüllt werden, sondern ausschließlich über eine passende Geometrie der Anregungsstrahlen. Aus Gleichung (10) wird deutlich, warum zwischen der theoretischen Vorhersage nichtlinearer Effekte dritter Ordnung und ihrer praktischen Anwendung eine relativ große Zeitspanne liegt: da die nichtlineare Suszeptibilität dritter Ordnung sehr klein ist sind Laserintensitäten von mehreren Kilowatt pro Quadratzentimeter notwendig, um eine signifikante Intensität der Anti-Stokes-Welle zu generieren. [37] Diese steigt beim CARS-Prozess quadratisch mit der Pumpintensität und linear mit der Stokes-Intensität an, zusammen betrachtet also mit der dritten Potenz der eingestrahlten Gesamtintensität. Erst gepulste Laser mit hohen Pulsspitzenintensitäten waren in der Lage, nichtlineare Effekte dritter Ordnung sichtbar zu machen.

Ein entscheidender Vorteil von CARS im Vergleich zur linearen Raman-Spektroskopie ist das blauverschobene Anti-Stokes-Signal. Damit entfällt der sonst störende Fluoreszenzuntergrund, welcher die Raman-Banden bei weitem an Intensität übertreffen kann. Allerdings muss man bei der CARS-Spektroskopie einen anderen, störenden Einfluss in Kauf nehmen, den nichtresonanten Untergrund. Selbst wenn die Anregungslaser nicht auf eine Raman-Resonanz abgestimmt sind, können sie aufgrund der elektronischen Anregung des Mediums eine makroskopische Polarisation induzieren, die bei der Anti-Stokes-Frequenz erscheint.

Abbildung 4 stellt qualitativ den Intensitätsunterschied zwischen dem Vier-Wellen-Mischsignal im Raman-resonanten und nichtresonanten Fall anhand einer strukturierten COC-Probe (Cyclo-Olefin-Copolymer) dar, sowie jeweils das schematische Energieniveauschema für beide Fälle.

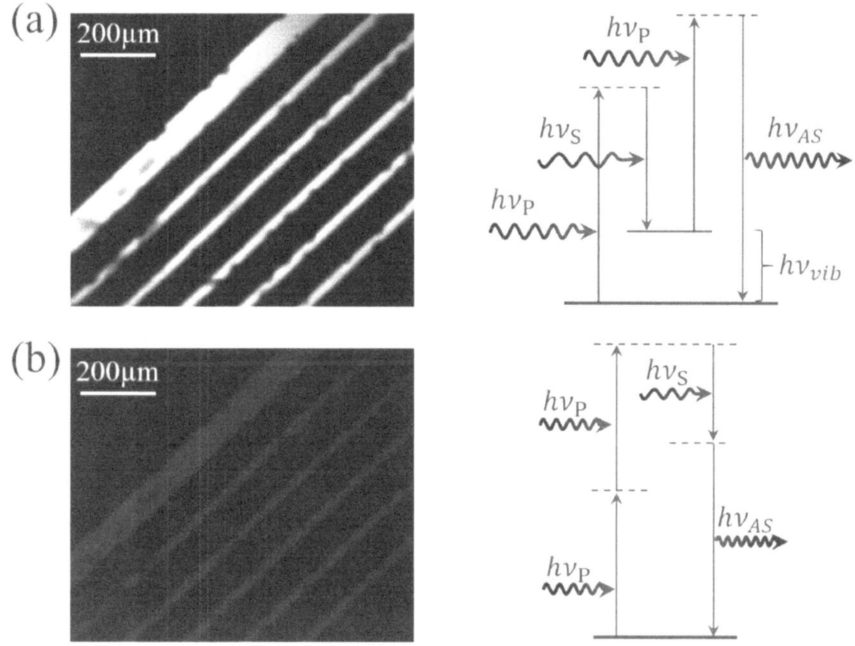

Abb. 4: CARS-Signal mit vereinfachtem Energieniveauschema einer strukturierten COC-Probe im Raman-resonanten Fall (a), und im nichtresonanten Fall (b). Beide Signale erscheinen bei derselben Frequenz ν_{AS}.

Die nichtlineare Suszeptibilität lässt sich in einen resonanten Teil $\chi_R^{(3)}$ und einen nichtresonanten Teil $\chi_{NR}^{(3)}$ auftrennen:

$$\chi^{(3)} = \chi_{NR}^{(3)} + \chi_R^{(3)} \tag{11}$$

Der nichtresonante Anteil $\chi_{NR}^{(3)}$ ist ausschließlich real und frequenzunabhängig, er ist für einen Signal-Offset im CARS-Spektrum verantwortlich und trägt zur dispersiven Linienform im CARS-Spektrum bei. Der resonante Anteil $\chi_R^{(3)}$ ist frequenzabhängig und verhält sich wie ein gedämpfter, harmonischer Oszillator. Er lässt sich um eine Resonanzfrequenz herum durch eine Lorentzfunktion annähern: [40]

$$\chi_R^{(3)} = \frac{A}{\Delta\omega - i\Gamma} \tag{12}$$

$\Delta\omega$ ist – analog zur Phasenfehlanpassung Δk – die Differenz $\omega_{vib} - (\omega_P - \omega_S)$. Diese wird Null, wenn die Anregungsfrequenzen so gewählt werden, dass sie einer Raman-Schwingungsfrequenz entsprechen. Γ ist die Bandbreite einer homogen verbreiterten Raman-Bande, A ist proportional zum differenziellen Streuquerschnitt und zur Anzahl der beteiligten Streuer. i ist die imaginäre Zahl. Man erkennt sofort, dass der resonante Anteil von $\chi^{(3)}$ kleiner wird, je größer die Fehlanpassung $\Delta\omega$ ist.

Der resonante Anteil der Suszeptibilität dritter Ordnung lässt sich nun wiederum in einen Real- und einen Imaginärteil aufteilen:

$$\chi_R^{(3)} = \frac{A}{\Delta\omega - i\Gamma} = \frac{A \cdot \Delta\omega}{(\Delta\omega)^2 + \Gamma^2} + i\frac{A \cdot \Gamma}{(\Delta\omega)^2 + \Gamma^2}$$

$$Re\left(\chi_R^{(3)}\right) = \frac{A \cdot \Delta\omega}{(\Delta\omega)^2 + \Gamma^2} \tag{13}$$

$$Im\left(\chi_R^{(3)}\right) = \frac{A \cdot \Gamma}{(\Delta\omega)^2 + \Gamma^2}$$

Abbildung 5 stellt den tendenziellen Kurvenverlauf des Real- und Imaginärteils von $\chi_R^{(3)}$ um eine Resonanzfrequenz bei 1000 cm^{-1} dar.

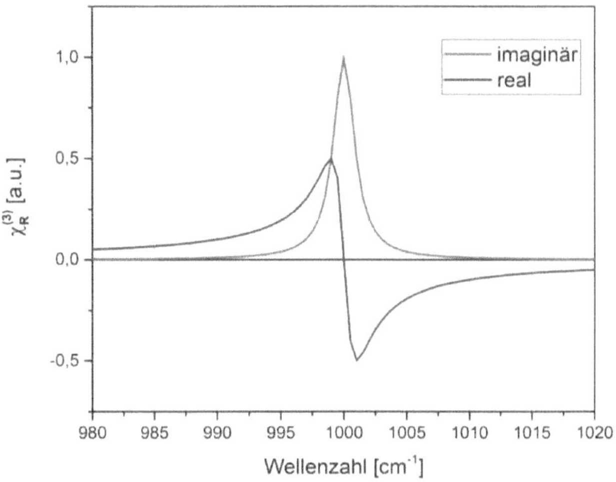

Abb. 5: Tendenzieller Kurvenverlauf des Real- und Imaginärteils von $\chi_R^{(3)}$.

Die CARS-Intensität ist proportional zum Quadrat von $\chi_R^{(3)}$, so dass sich folgender Zusammenhang ergibt: [40]

$$\begin{aligned} I_{AS} \sim & \left[Re\left(\chi_R^{(3)}\right) + \chi_{NR}^{(3)}\right]^2 + \left[Im\left(\chi_R^{(3)}\right)\right]^2 \\ & = Re\left(\chi_R^{(3)}\right)^2 + Im\left(\chi_R^{(3)}\right)^2 + 2 \cdot Re\left(\chi_R^{(3)}\right) \cdot \chi_{NR}^{(3)} + \left(\chi_{NR}^{(3)}\right)^2 \end{aligned} \tag{14}$$

Man erkennt, dass die Realteile der resonanten und nichtresonanten Komponente von $\chi_R^{(3)}$ im Mischterm $2 \cdot Re\left(\chi_R^{(3)}\right) \cdot \chi_{NR}^{(3)}$ miteinander gekoppelt sind. Das bedeutet, dass die nichtresonante Komponente den Realteil von $\chi_R^{(3)}$ im Vergleich zum Imaginärteil verstärkt. Aus diesem Grund ist man bei der CARS-Spektroskopie bestrebt, möglichst starke Oszillatoren anzuregen, um den nichtresonanten Untergrund relativ zum resonanten Signal klein zu halten. Sehr intensive CARS-Banden haben eher eine Lorentzform, da der Imaginärteil der Gleichung dominiert. Schwache Banden nehmen hingegen eher die dispersive Form des Realteils an, da in diesem Fall der Mischterm hauptsächlich zum Tragen kommt. Abbildung 6 veranschaulicht den tendenziellen Kurvenverlauf der Intensitätskomponenten von Gleichung 14 inklusive der resultierenden CARS-Intensität I_{AS} um eine Resonanzfrequenz bei 1000 cm^{-1}.

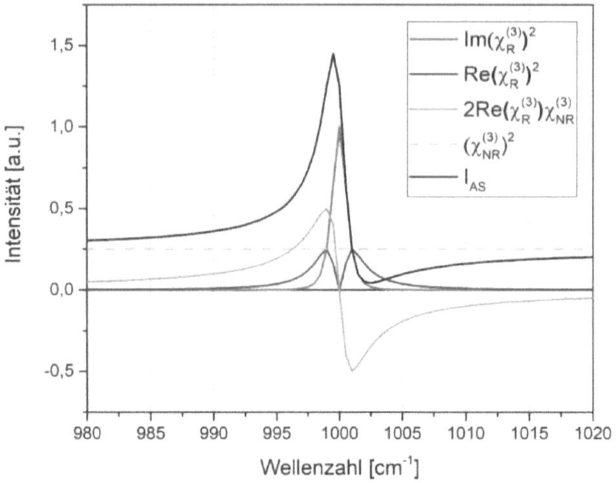

Abb. 6: Tendenzieller Kurvenverlauf der Intensitätskomponenten aus Gleichung 14

Ist der nichtresonante Anteil Null, so entspricht das CARS-Spektrum einer klassischen Raman-Resonanz. Je höher jedoch der nichtresonante Anteil ist, desto größer ist aufgrund des Mischterms die Verschiebung der CARS-Bande hin zu kleineren Wellenzahlen. Somit sind reale CARS-Spektren nie uneingeschränkt mit Raman-Spektren vergleichbar, dies betrifft insbesondere schwache Raman-Banden. Bei Anregung von starken Oszillatoren wie beispielsweise der C-H-Streckschwingung von Methylen- und Methylgruppen nähern sich die Linienformen denjenigen im Raman-Spektrum an, da die Intensität des resonanten Signals den nichtresonanten Untergrund um Größenordnungen übertreffen kann.

Ähnlich zum CARS-Prozess lassen sich die nichtlineare Polarisationskomponente und die resultierende Intensität für die zwei-Photonen-angeregte Fluoreszenz herleiten, welche ebenfalls ein $\chi^{(3)}$-Prozess ist. Die Wahrscheinlichkeit, dass zwei Photonen simultan über ein virtuelles Energieniveau absorbiert werden, und somit auch ein Fluoreszenzphoton emittiert wird, skaliert mit dem Quadrat der eingestrahlten Lichtintensität und linear mit der Teilchenzahldichte und dem Imaginärteil der nichtlinearen Suszeptibilität dritter Ordnung $\chi_I^{(3)}$. [41]

$$\frac{dI}{dz} = -a_2 I^2 \tag{15}$$

Dabei ist a_2 der zwei-Photonen-Absorptionskoeffizient, mit $a_2 \sim N\chi_I^{(3)}$. TPEF ist im Gegensatz zu CARS und SHG kein kohärenter Streuprozess, das Signal wird analog zur Ein-Photonen-Fluoreszenz isotrop in den Raum emittiert.

Das folgende Energieniveauschema in Abbildung 7 stellt den Prozess der zwei-Photonen-angeregten Fluoreszenz dar.

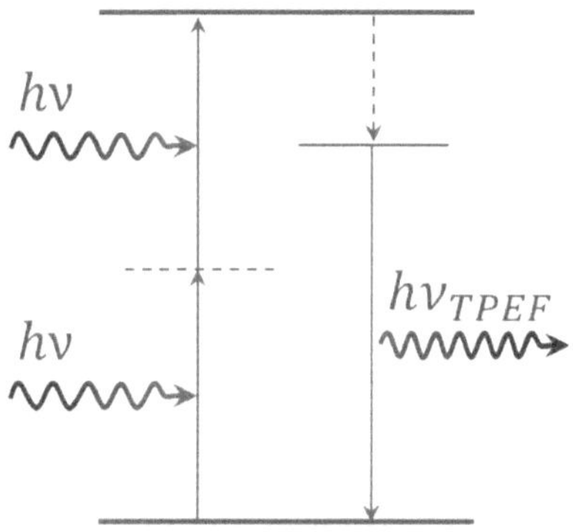

Abb. 7: Schema der zwei-Photonen-angeregten Fluoreszenz. Zwei Photonen der Energie $h\nu$ werden simultan absorbiert und regen ein elektronisches Energieniveau an. Ein Teil der Energie wird durch nichtstrahlende Prozesse abgebaut, der Rest strahlt in Form eines Fluoreszenzphotons der Energie $h\nu_{TPEF}$ ab.

Die Erzeugung der zweiten Harmonischen ist hingegen ein $\chi^{(2)}$-Prozess. Die Signalintensität ist ähnlich zum CARS-Prozess jeweils proportional zu den Quadraten der eingestrahlten Lichtintensität, der nichtlinearen Suszeptibilität zweiter Ordnung und der Wechselwirkungslänge. [42]

$$I_{SHG} \sim {\chi^{(2)}}^2 I^2 L^2 \cdot sinc^2\left(\frac{\Delta kL}{2}\right) \tag{16}$$

$\chi^{(2)}$-Prozesse treten nicht bei zentrosymmetrischen und isotropen Medien auf. Stattdessen kann SHG nur in hochgeordneten, kristallinen Strukturen und an Phasenübergängen beobachtet werden, an denen die Symmetrie gebrochen ist. Der Grund liegt in der nichtlinearen Polarisation zweiter Ordnung $\vec{P}^{(2)} = \varepsilon_0 \chi^{(2)} \vec{E}^2$. Aufgrund des

Quadrates zeigt die Polarisationskomponente unabhängig vom Vorzeichen des eingestrahlten Feldes immer in die gleiche Richtung. Dies erzeugt bei zentrosymmetrischen Materialien einen mathematischen Widerspruch, so dass hier keine Frequenzverdopplung stattfinden kann.

Folgendes Energieniveauschema in Abbildung 8 veranschaulicht einen Drei-Wellen-Mischprozess mit Frequenzverdopplung.

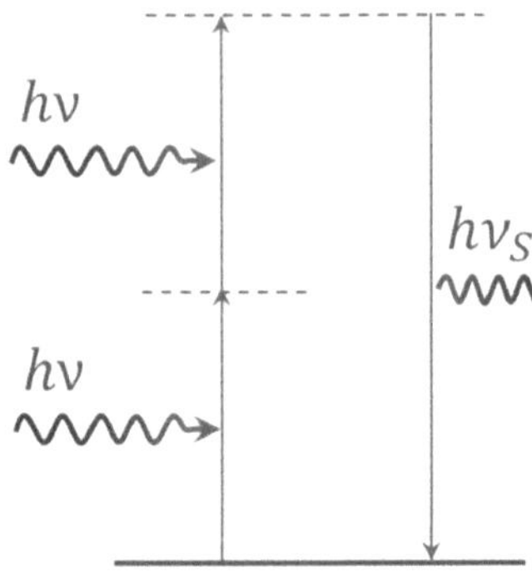

Abb. 8: Schema des SHG-Prozesses. Zwei Photonen der Energie $h\nu$ interagieren über virtuelle Energieniveaus in einem Drei-Wellen-Mischprozess mit dem resultierenden, frequenzverdoppelten Photon $h\nu_{SHG}$.

Die Vorteile nichtlinearer, spektroskopischer Analysemethoden gegenüber denen der linearen Spektroskopie (z.B. Photolumineszenz-, IR-, Raman-Spektroskopie) sind maßgeblich entscheidend für die Strukturaufklärung biologischer Proben. [43] Dabei lässt sich durch die multimodale Kombination von CARS, SHG und TPEF nicht nur die Gewebemorphologie direkt visualisieren, sondern auch die chemische Zusammensetzung des untersuchten Gewebes. Dies geschieht markerfrei, d.h. es ist keine Färbung oder Markierung des Gewebes notwendig. Der nichtlineare Kontrast entsteht ausschließlich durch endogene Moleküle und Zellbestandteile, dadurch eignet sich die nicht toxische Methode auch für Untersuchungen *in-vivo*. Durch die Verwendung von gepulsten Anregungslasern werden die für $\chi^{(2)}$- und $\chi^{(3)}$-Prozesse notwendigen Spitzenintensitäten erreicht, ohne dass die mittlere Laserleistung über der Zerstörschwelle von Gewebe liegt. [44–46] Daraus resultiert direkt ein wesentlicher Vorteil von nichtlinearen gegenüber linearen, spektroskopischen Methoden: die hohen Lichtintensitäten kommen nur im Fokus der Anregungslaser zustande. Damit werden auch die nichtlinearen Signale nur in einem stark begrenzten Volumen generiert, anders als beispielsweise bei der Raman-Streuung oder der ein-Photonen-Fluoreszenz. Dies ermöglicht hochauflösende 3D-Aufnahmen mit „Blick in die Tiefe". Die Anregungswellenlängen können außerdem frei gewählt werden, so dass auch hier Spielraum bleibt für die Wahl der Eindringtiefe in verschiedenen Geweben. Mit höheren Wellenlängen sinkt der Streuquerschnitt, so dass bei geeigneten Anregungswellenlängen Eindringtiefen von bis zu einem Millimeter möglich sind. [47, 48] Hinzu kommt, dass Prozesse wie CARS und SHG kohärent sind, die Richtung des Signalstrahls wird durch die Phasenanpassungsbedingung festgelegt. Anders als bei linearen Prozessen erfolgt die Signalemission also nicht unter allen Raumwinkeln, sondern gerichtet. Dadurch kann unter bestimmten Bedingungen mit einem einzigen Detektor die gesamte Strahlungsleistung des nichtlinearen Signals erfasst werden.

Aufgrund der genannten Vorteile kann die molekülspezifische Bildgebung von biologischem Gewebe ohne den Einsatz von Markern oder Farbstoffen essentiell sein für viele zukünftige Anwendungen im medizinischen Bereich, insbesondere für intraoperative und nichtinvasive Untersuchungen. Der folgende Abschnitt beleuchtet die multimodale Spektroskopie in der medizinischen Bildgebung, wie sie heute bereits zum Einsatz kommt.

2.3 Multimodalspektroskopie für die medizinische Bildgebung

Die zwei-Photonen-angeregte Fluoreszenz ist üblicherweise die meistgenutzte Signalquelle in der Multiphotonenmikroskopie [49], obwohl die Erzeugung der zweiten Harmonischen und die kohärente Anti-Stokes Raman-Streuung bereits wesentlich früher in der biologischen Bildgebung angewendet wurden [34, 36, 50]. Innerhalb der letzten Jahre hat sich die Kombination von mehreren nichtlinearen, spektroskopischen Techniken zu einem multimodalen Bildgebungsansatz als nützliches Instrument bewährt, welches eine vielversprechende Alternative zum aktuellen Goldstandard für morphologische Untersuchungen darstellt.

Was die kritische Zeitkomponente bei chirurgischen Eingriffen angeht, könnte die multimodale Spektroskopie schon bald eine vielversprechende Alternative bieten. Mit Hilfe von CARS-, SHG- und TPEF-Aufnahmen von Gewebe können ausreichend Informationen gewonnen werden, um Aussagen über morphologische Veränderungen zu machen, insbesondere im Falle von Tumoren. [13, 15, 51–55] Diese Informationen können wesentlich schneller verfügbar sein als bei der klassischen Färbemethode, allerdings sei auch angemerkt, dass relativ teures und komplexes technisches Equipment für die Untersuchung notwendig ist. Es ist insofern nachvollziehbar, dass Histopathologen bisweilen eher reserviert sind, wenn es darum geht, eine ihnen vertraute und sichere Analysemethode durch eine neue zu ersetzen, in die sie sich erst einmal einarbeiten müssten. Die Bildgebung der nichtlinearen Multimodalspektroskopie ist im Vergleich zur klassischen Färbemethode eine völlig andere, die beiden Methoden zielen auf zum Teil sehr unterschiedliche molekulare Strukturen ab. Die einzelnen Modalitäten der nichtlinearen Bildgebung adressieren grundsätzlich andere Zellbestandteile als die Färbung mit Hämatoxylin und Eosin. Die zusammengesetzten Multimodalbilder werden im Gegensatz zu HE-Bildern zumeist im „RGB-Farbraum“ dargestellt. Zumindest diese visuelle Diskrepanz konnte bereits relativiert werden. Es konnte gezeigt werden, dass mit Hilfe von multivariaten Verfahren Pseudo-HE-Bilder aus multimodalen Aufnahmen abgeleitet werden können. Das bedeutet, dass computergenerierte HE-Bilder in solch einer Art und Weise ihren Originalen nachempfunden sind, dass sie ohne Probleme von Histopathologen interpretiert werden können. [16] Dies ist ein wichtiger Schritt für eine zukünftige Akzeptanz neuer, optischer Analysemethoden.

CARS bietet Kontrastmechanismen basierend auf der räumlichen Verteilung von Raman-aktiven Schwingungsmoden, wie in Kapitel 1.2 erläutert wurde. [35, 56] Der Wellenzahlbereich unterhalb von 1800 cm^{-1} wird auch „Fingerprint-Bereich“ genannt, da das Raman-Spektrum in diesem Bereich sehr molekülspezifisch und aus diesem Grund für eindeutige Stoffanalysen am hilfreichsten ist. Für die CARS-Spektroskopie an Gewebe wird jedoch hauptsächlich der hohe Wellenzahlbereich bei 3000 cm^{-1} genutzt, da hier hohe Signalstärken erwartet werden. [57–60] Es wird hier vor allem die Lipid- und Proteinverteilung im Gewebe visualisiert, indem die C-H-Streckschwingung von Methylen- und Methylgruppen bei ca. 2850 cm^{-1} und 2930 cm^{-1} angeregt wird. Das Verhältnis von Lipiden und Proteinen allein kann schon Aufschluss über die morphologische Zusammensetzung von Gewebe geben. [61] Weiterhin wurde CARS genutzt, um das Wachstum von Lipid-Tröpfchen in verschiedenen Zelltypen und Mikroorganismen zu beobachten [62–64], um morphologische Veränderungen der Myelin-Schichten im Rückenmark zu visualisieren [65, 66], und um Fettablagerungen in atherosklerotischen Gefäßen zu lokalisieren [51, 67]. Die Anregungswellenlängen in der CARS-Spektroskopie werden zumeist im NIR-Bereich gewählt, so dass moderate

Eindringtiefen in Gewebe erreicht werden können. Dadurch ist auch der Einsatz von höheren Laserintensitäten möglich als im sichtbaren Bereich, wo schon bei wesentlich geringeren Leistungen photoinduzierte Schäden am Gewebe zustande kommen können. [68, 69]

Die Bildgebung mit SHG zielt vorwiegend auf interzelluläre Stützstrukturen wie Kollagen, Aktin, Myosin und Tubulin. [70] Diese haben die Eigenschaft, zum Teil geordnete und quasikristalline Strukturen auszubilden, so dass ein ausreichend starkes SHG-Signal erzeugt werden kann. Anders als bei CARS und TPEF ist das SHG-Signal spektral unabhängig von der Art des emittierenden Moleküls, d.h. es gibt durch SHG allein keine Unterscheidungsmöglichkeit zwischen den verschiedenen, oben genannten Gewebestrukturen. Allerdings lassen sich durch die räumliche Intensitätsverteilung von SHG-Signalen dennoch Rückschlüsse auf die Stoffzusammensetzung im Gewebe ziehen. SHG-Mikroskopie wurde für Untersuchungen am Auge genutzt, so z.B. für die Bildgebung von infektiöser Keratitis [71] und die Analyse von photothermisch geschädigter Cornea [72]. Weiterhin wurden mit Hilfe von SHG quantitative Analysen von Kollagenstrukturen in Gewebe durchgeführt [73–75]. In Kombination mit FLIM wurde atherosklerotisches Arteriengewebe charakterisiert [76].

TPEF ermöglicht die Visualisierung diverser Autofluorophore im Gewebe, so z.B. Elastin und Keratin. Aber auch Stoffwechselprodukte wie Flavine und NADPH lassen sich zur Fluoreszenz anregen. [77, 78] Allerdings ist die Konzentration endogener Farbstoffe in tierischen Zellen relativ gering. Sie sind außerdem vom Photobleaching betroffen, d.h. durch Bestrahlung der Fluorophore mit Anregungslicht kann es zum permanenten Verlust der Fluoreszenz kommen. Aus diesem Grund zeigen alte Gewebeproben oftmals keine Fluoreszenz, da die Moleküle bereits während der Lagerung oder des Transportes durch photochemische Prozesse zerstört wurden. Umso sinnvoller ist die Anwendung von TPEF für Untersuchungen *in-vivo*. So wurde beispielsweise braunes und weißes Fettgewebe in lebenden Mäusen untersucht [79]. In Kombination mit SHG wurde die Immunantwort von Zebrafischen nach Verletzungen und Infektionen visualisiert [80], oder auch die Zellstrukturen in Fadenwürmern analysiert [81].

Abbildung 9 stellt beispielhaft eine multimodale Aufnahme von einem 20 µm dicken Gewebeschnitt einer fibrotischen Mausleber dar. Im Zentrum ist ein Blutgefäß zu sehen, umliegend wird ein starkes CARS-Signal (rot) durch C-H-Streckschwingungen bei 2850 cm^{-1} emittiert, welches größtenteils durch Cholesterol und Triglyceride hervorgerufen wird. Das ebenso deutliche TPEF-Signal (grün) stammt von Chromophoren wie beispielsweise der Häm-Gruppe im Hämoglobin, sowie von Lipidtröpfchen. SHG-Signale (blau) werden vorwiegend von quasikristallinen Stützstrukturen um das Gefäß herum generiert, darunter fällt hauptsächlich Kollagen. Anhand der SHG-Verteilung im Lebergewebe und insbesondere am Rand von Blutgefäßen lassen sich Rückschlüsse auf eine Sepsis bzw. eine Entzündungsreaktion ziehen.

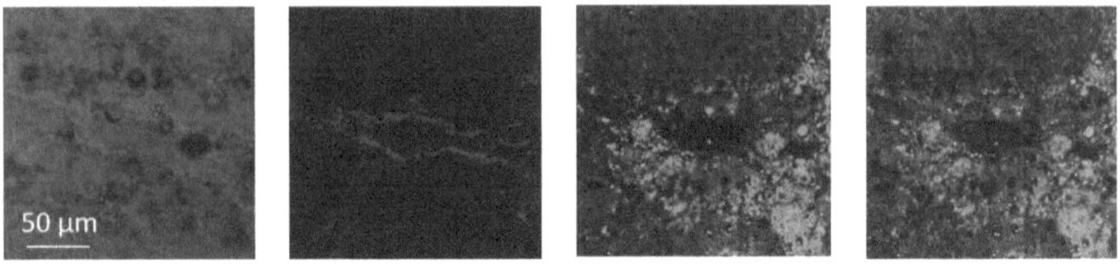

Abb. 9: Multimodale Aufnahmen von Lebergewebe. V.l.n.r. CARS, SHG, TPEF und ein zusammengesetztes Multimodalbild.

Alle drei vorgestellten Modalitäten sind in ihren Signalen blauverschoben, CARS und SHG sind somit grundsätzlich von störenden Fluoreszenzuntergründen befreit. Weiterhin lässt sich die Wellenlängenkombination von Pump- und Stokes-Laser für die CARS-Anregung so wählen, dass die nichtlinearen Signale für CARS, SHG und TPEF in unterschiedlichen Spektralbereichen liegen. Dadurch lassen sie sich einfach voneinander trennen und es kommt nicht zum spektralen Übersprechen, wie beispielsweise von TPEF-Signalen in die SHG-Modalität. Ebenfalls lässt sich das spektrale Fenster der nichtlinearen Signale so durch die Wahl der Anregungswellenlängen manipulieren, dass es mit den Maxima der Empfindlichkeitskurven von den verwendeten Detektoren übereinstimmt. Generell sei angemerkt, dass multimodale Mikroskopsysteme oft primär auf die optimale Funktionalität der CARS-Modalität abgestimmt sind, da diese die höchsten Anforderungen an Strahlführung und optische Abbildung stellt. Ist der CARS-Prozess erfolgreich implementiert, so bekommt man weniger komplexe Modalitäten wie SHG und TPEF ohne viel Mehraufwand „kostenlos“ dazu. Es sind keine weiteren Anregungslaser und Optiken notwendig, lediglich die Signaldetektion wird um die entsprechenden Spektralregionen erweitert.

Es bleibt jedoch auch im Falle der hier beschriebenen Multimodalspektroskopie die Notwendigkeit von Biopsien, um präzise, morphologische Rückschlüsse zu ziehen. Hier setzen zunehmend neue Forschungs- und Entwicklungsergebnisse an, die eine Gewebeentnahme obsolet machen sollen.

2.4 Verwendung von Fasersonden

Anstatt wie bisher das Gewebe extern zu untersuchen, versucht man zunehmend mit Hilfe von endoskopischen Sonden die Gewebeanalyse im Patienten zu ermöglichen. [82–86] Es gibt viele verschiedene Ansätze, um ein solches Vorhaben zu realisieren, allen gemein ist jedoch immer die Verwendung von flexiblen, lichtleitenden Fasern. Diese werden zwingend benötigt, um sowohl das Anregungslicht zum Untersuchungsobjekt hin, als auch die entstehenden Signale zur Verarbeitung und Interpretation hinauszuleiten. Es gibt einige Kernaspekte, die bei einer Sondenentwicklung berücksichtigt werden müssen. So sollte die Sonde einen geringen Durchmesser haben und sehr flexibel sein, um nach Möglichkeit den Zugang zu schwer erreichbaren Körperregionen zu ermöglichen. Es gibt bereits Bestrebungen, endoskopische Sonden in den Instrumentenkanal von chirurgischen Endoskopen zu integrieren. [87, 88] Der Einsatz von optischen Sonden in der Klinik verlangt aber auch die Einhaltung der Konformität mit bestimmten Normen. So muss gewährleistet sein, dass keine Schäden an Patienten und Personal durch optische Strahlung entstehen können, was durch Beachtung der maximal zulässigen Laserleistung erreicht wird. Weiterhin müssen klinische Instrumente entweder sterilisierbar sein oder sie werden für den einmaligen Gebrauch spezifiziert. Zuletzt muss bei Verwendung von optischen Sonden in der Klinik, wie auch mit allen anderen analytischen Instrumenten, eine Reproduzierbarkeit der Ergebnisse gegeben sein. Nur so lassen sich Diagnosen miteinander vergleichen und sinnvoll interpretieren. Alle diese Herausforderungen machen es schwierig, optische Performance, Normkonformität und Wirtschaftlichkeit zu vereinen.

Die einfachste Vorgehensweise ist die Verwendung einer manuell gehaltenen Punktsonde, mit der das Anregungslicht auf einen einzelnen Punkt fokussiert und die Signale durch dieselbe bzw. eine oder mehrere Sammelfasern zurückgeführt werden. In den letzten Jahren kamen zunehmend auch komplexere Fasertechnologien für optische Sonden zum Einsatz, so z.B. Double-Clad-Fasern, photonische Kristall-Fasern oder Hohlkernfasern. [82, 89, 90] Diese zeigen großes Potential für zukünftige Anwendungen, kommen jedoch nur selten klinisch zum Einsatz. [91, 92]

Der wohl wichtigste Leistungsparameter optischer Sonden ist ihre Effizienz der Signalsammlung. Generell ist die Sammeleffizienz bzw. das Signal-zu-Rausch-Verhältnis (engl. signal-to-noise ratio, SNR) umso größer, je besser das Anregungsvolumen mit dem Sammelvolumen überlappt. Es gibt verschiedene Ansätze, die generierten Signale zu sammeln, der einfachste ist die Verwendung einer einzigen Faser sowohl für die Anregung als auch für die Sammlung. In dieser Konfiguration stößt man aufgrund von störenden Faseruntergründen jedoch schnell an Systemgrenzen. [93] Stattdessen nutzt man beispielsweise separate Sammelfasern, die radial und ringförmig um die Anregungsfaser orientiert sind. [94–97] Oftmals kommt auch ein Strahlteiler zum Einsatz, der das Signal vom Anregungslicht trennt und in eine parallele Sammelfaser überführt. [98–100] Abbildung 10 stellt – stark vereinfacht – unterschiedliche Sondenkonfigurationen im Hinblick auf die Signalsammlung dar. Ein- und Auskoppeloptiken wurden der Übersichtlichkeit halber weggelassen.

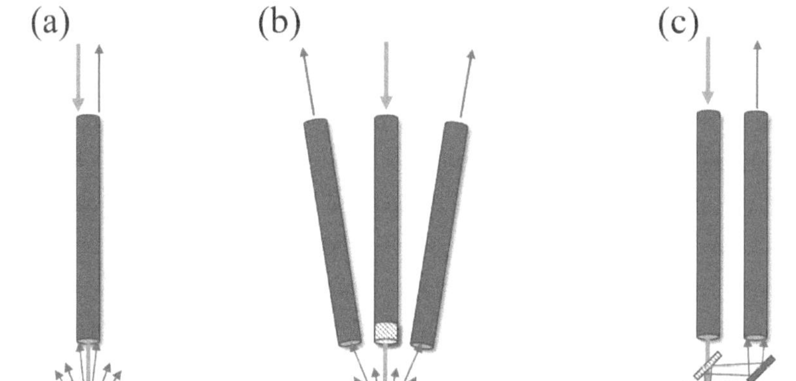

Abb. 10: Schematische Darstellung verschiedener Sammelmechanismen für Punktsonden. Anregungslicht (grün) und Signal (rot) werden in derselben Faser geführt (a). Das Anregungslicht wird in einer zentralen Anregungsfaser geführt, während das Signal in radial angeordneten Sammelfasern geführt wird. Hier kommt ein Filter (gestreift) zum Einsatz, der störenden Untergrund aus der Anregungsfaser eliminiert, bevor er auf die Probe trifft (b). Der Filter kann auch als dichroitischer Spiegel im 45°-Winkel angebracht werden, so dass das Signal mit einem weiteren Umlenkspiegel in einer parallelen Sammelfaser geführt werden kann (c).

Der Vorteil der oben vorgestellten Punktsonden ist, dass keine scannenden Elemente notwendig sind, allerdings lassen sich somit auch keine systematischen Aufnahmen von größeren Gewebeflächen machen. Um flächige Bildgebung mit optischen Sonden zu ermöglichen sind scannende Elemente notwendig, die in den Sondenkopf integriert werden. Dadurch ergeben sich zwar enorm viele Möglichkeiten für den klinischen Einsatz, aber auch die Komplexität des Systems steigt immens.

Für großflächige, multimodale Aufnahmen von Gewebe kommen zumeist rotierend scannende Fasern [101–111] und miniaturisierte, galvanometrische Spiegel oder Mikroscanner [112–120] zum Einsatz. Dadurch lassen sich relativ kompakte Endoskope mit Durchmessern von einigen Millimetern realisieren. Bei der erstgenannten Methode wird das distale Ende der Anregungsfaser direkt mit piezoelektrischen oder elektromagnetischen Aktuatoren bewegt, wobei spiralförmige Muster oder geschlossene Lissajous-Kurven entstehen. Beim Einsatz von Scanspiegeln hingegen wird nicht das Faserende bewegt, sondern das Anregungslicht aus der Faser wird über bewegliche Spiegel abgelenkt, die ein definiertes Scanmuster erzeugen. Diese Art von Fasersonde wird zumeist als „side-viewing probe“ konzipiert, die Sonde „schaut“ also zur Seite. Abbildung 11 stellt schematisch die zwei genannten Scanmechanismen dar. Auch hier wurden abbildende Optiken sowie der Signalweg zu Gunsten der Übersichtlichkeit nicht dargestellt.

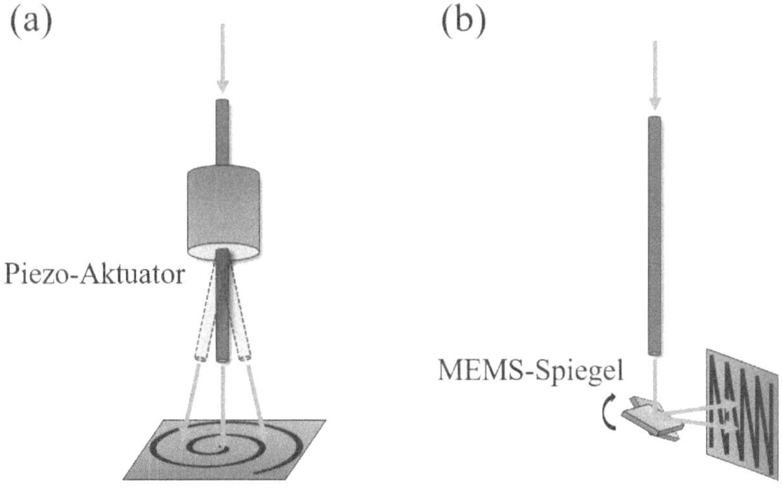

Abb. 11: Schematische Darstellung der zwei häufigsten Sondenkonfigurationen für scannende Fasersysteme. Ein Piezo-Aktuator versetzt die Anregungsfaser in Schwingung, wobei entweder spiralförmig gescannt wird oder auf einer Lissajous-Kurve (a). Werden galvanometrische oder MEMS-Spiegel verwendet, so ergibt sich ohne Einsatz weiterer Optiken systembedingt eine zur Seite scannende Sonde (b).

Die Signalsammlung erfolgt bei scannenden Fasersonden analog zu Abbildung 10, wobei oftmals auch Double-Clad-Fasern zum Einsatz kommen. [121] Anstelle von Sammelfasern kann auch eine Photodiode direkt am Anregungsort eingesetzt werden [122], um die generierten Signale relativ großflächig zu detektieren. Dadurch können höhere Sammeleffizienzen erreicht werden, allerdings scheidet solch ein Sondendesign aufgrund der deutlich größeren Dimensionen als endoskopisches System aus.

Scannende Fasersonden werden nahezu ausschließlich in Kombination mit nichtlinearen, spektroskopischen Modalitäten eingesetzt, da diese eine deutlich kürzere Integrationszeit pro Scanpunkt ermöglichen als lineare Modalitäten wie beispielsweise Raman-Streuung. Es wurde bereits demonstriert, dass die multimodale Kombination von CARS, SHG und TPEF Gewebeanalysen in Echtzeit ermöglicht. [55, 123–126] Basierend darauf werden konstant signifikante Fortschritte in der Entwicklung von bildgebenden Fasersonden gemacht. [85] Die meisten Ansätze konzentrieren sich auf die Nutzung von SHG und TPEF für *In-vivo*-Anwendungen, die Integration von CARS in eine Fasersonde stellt immer noch eine große Herausforderung dar. [127, 128] Im Gegensatz zu den beiden erstgenannten Modalitäten werden für die CARS-Spektroskopie zwei Anregungswellenlängen benötigt, so dass sich hier sehr spezielle Anforderungen ergeben. Dies sind vor allem die effiziente Führung der Pump- und Stokes-Laserpulse in der Anregungsfaser, die zeitliche und räumliche Überlagerung der Pulse in der Probe und die effiziente, faserbasierte Signalsammlung. Sehr kritisch ist auch die Vier-Wellen-Mischung im Faserkern, wo die beiden Anregungspulse über eine lange Wechselwirkungsstrecke sehr hohe Intensitäten aufweisen und nichtlinear miteinander interagieren können. Der dadurch entstehende, nichtresonante Untergrund ist spektral nicht vom resonanten Probensignal zu unterscheiden und muss deshalb vorher herausgefiltert werden. Anderenfalls kann das Vier-Wellen-Mischsignal aus der Faser das Nutzsignal um mehrere Größenordnungen übertreffen, so dass letzteres im Rauschen untergeht und nicht detektiert werden kann. Aus diesem Grund versucht man auf verschiedene Arten, den Faseruntergrund zu eliminieren. Ziel ist es, die Anregungspulse nach Möglichkeit nicht in der Faser überlappen zu lassen, sondern erst in der Probe. Dies kann nur durch räumlich getrennte Anregungsfasern vollständig gewährleistet werden, allerdings gestaltet sich der Scanmechanismus dadurch äußerst komplex, so dass es hier keine praktikable Anwendungsmöglichkeit gibt. Werden die Anregungslaser hingegen in derselben Faser geführt, so lässt sich eine Überlagerung nur dann vermeiden, wenn die Pulse erst nach der Faser durch geeignete Optiken zeitlich zusammengeführt werden. In diesem Fall sind die Lichtintensitäten außerhalb der Faser deutlich geringer, so dass keine signifikante Vier-Wellen-Mischung stattfinden kann. Auch dieser Ansatz ist in der Praxis schwer zu realisieren, stattdessen wird die Generierung des nichtresonanten Untergrundes üblicherweise in Kauf genommen und nachträglich durch optische Filter adressiert. Eine weitere Möglichkeit, den Untergrund zumindest zu reduzieren, ist die Verwendung von polarisationserhaltenden Fasern. Spezielle Fasergeometrien ermöglichen hier die Einkopplung und Führung der Anregungspulse mit zueinander gekreuzten Polarisationen, so dass die Vier-Wellen-Mischung nur sehr ineffizient stattfinden kann. In der Praxis sind diese Sondendesigns allerdings nur bedingt tauglich, da sie oftmals sehr anfällig auf Faserbewegungen sind und das Störsignal letztendlich nicht ausreichend unterdrücken können.

Eine der ersten CARS-Sonden mit gekreuzten Anregungspolarisationen zur Unterdrückung der Vier-Wellen-Mischung hatte noch keinen integrierten Scanmechanismus vorgesehen, stattdessen wurde die Probe auf einem motorisierten Scantisch in drei Raumachsen verfahren. [129] Dieser Ansatz bietet ein relativ einfaches, optisches Design, allerdings ist die Aufnahmegeschwindigkeit, und dadurch auch das sinnvoll nutzbare Bildfeld, limitiert. Eine Fasersonde mit ebenfalls gekreuzten Polarisationen und integrierten MEMS-Scannern wurde beispielsweise genutzt, um CARS- und SHG-Bilder von Epithelzellen eines Prostatakrebs-Dünnschnittes aufzunehmen. [130] Mit 14 mm Durchmesser am Sondenkopf ist dieses Design allerdings noch zu groß um in den Instrumentenkanal eines Operationsmikroskops integriert zu werden, stattdessen sind solche Sonden für die Untersuchung frei zugänglicher Gewebe im Körper nutzbar. Des Weiteren wurden mit einem kommerziell erhältlichen Mikroendoskop zelluläre Prozesse im Rückenmark von Mäusen *in-vivo* untersucht und CARS-Aufnahmen in Kombination mit TPEF gemacht. Dabei kamen zwar miniaturisierte GRIN-Optiken im Sondenkopf zum Einsatz, jedoch wurden externe, galvanometrische Scanspiegel genutzt. Somit liegt in diesem Fall streng genommen kein vollintegriertes Sondendesign vor, sondern ein Ansatz für eine mikroskopgestützte Kontaktsonde. [131] Ebenfalls durch eine Sonde mit integrierten MEMS-Scannern wurden TPEF- und SHG-Aufnahmen von Pflanzen, Fischschuppen und Sehnen einer Ratte gemacht. [132] Dieses Sondendesign ist mit 40 mm Breite sogar noch massiver und für intravitale Einsätze nur bedingt nutzbar, sinnvoll ist ein Einsatz nur als Kontaktsonde auf der Haut oder an offenen Operationswunden. Ein 12 mm breites, faserloses Sondendesign basierend auf miniaturisierten Linsen und MEMS-Spiegeln wurde für

Fluoreszenzaufnahmen von Nieren- und Darmgewebe einer Maus genutzt. [133] Hier wurden zwei verschiedene Strahlwege für die Anregung und Signalsammlung genutzt, diese könnten analog als getrennte Anregungswege für CARS dienen, um Vier-Wellen-Mischung in den optischen Medien des Sondenkopfes zu vermeiden. Außerdem zeigen solche starren Sondendesigns insbesondere für nichtlineare, optische Anwendungen einen entscheidenden Vorteil: ohne die Verwendung langer Fasern für die Führung des Anregungslichtes werden die kurzen Laserpulse nicht so stark durch dispersive Effekte beeinflusst, so dass sie ihre Pulsbreite und Spitzenintensität beibehalten.

All diesen Mechanismen gemein ist die Notwendigkeit von scannenden und beweglichen Elementen im Sondenkopf. Das bedeutet auch, dass elektrische Spannungen bzw. Ströme angelegt werden müssen, die für Patienten potentiell gefährlich sein können. Außerdem erschweren sie durch das Vorhandensein von elektrischen Komponenten eine mögliche Sterilisation nach einem Einsatz. Schließlich bergen bewegliche Teile immer auch ein Risiko für Materialversagen oder Dejustage der empfindlichen Optik. Insgesamt sind solche Endoskopdesigns zwar technisch ausgereift und verlässlich, jedoch auch relativ teuer in der Entwicklung und Fertigung.

Eine bisher eher selten genutzte Alternative bieten sogenannte Imagingfasern, die aus mehreren zehntausend lichtleitenden Einzelkernen bestehen können. Diese sind sehr kompakt integriert und bilden eine kohärente Einheit zwischen den beiden Faserenden. Das bedeutet, dass beliebige Scanmuster an einem Ende der Faser geometrisch exakt an das andere Ende übertragen werden. Im Allgemeinen werden bei solchen endoskopischen Ansätzen die Anregungslaser über das proximale Ende der Imagingfaser gescannt und somit an das distale Ende übertragen, wo sie auf das zu untersuchende Objekt fokussiert werden. Jeder Faserkern dient dabei als Punktquelle für die Anregung, alle Kerne zusammen können als Sammelweg für das generierte Signal genutzt werden. Die ersten Demonstrationen zur bildgebenden Nutzung von Imagingfasern zeigten konfokale Weißlicht-Reflexionsaufnahmen von Amalgamfüllungen in Zähnen [134] und Aufnahmen von fluoreszierender Tinte auf Papier [135]. Dabei wurden jeweils Faserbündel mit 50.000 und 10.000 lichtleitenden Elementen genutzt. Beide Ansätze nutzten kommerzielle Laser-Scanning-Mikroskope zur Einkopplung des Lichtes in die einzelnen Kerne der Imagingfasern, und Einzelphotonendetektoren für die Signaldetektion. Dabei kamen in beiden Systemen Strahlteiler zum Einsatz, um den Sammelpfad vom Anregungspfad zu trennen (siehe Abbildung 10 (c)).

Folgendes Schema in Abbildung 12 stellt vereinfacht den vorliegenden Scanmechanismus bei Verwendung von Imagingfasern dar. Aus Gründen der Übersichtlichkeit werden abbildende Optiken sowie die Signalsammelpfade nicht dargestellt.

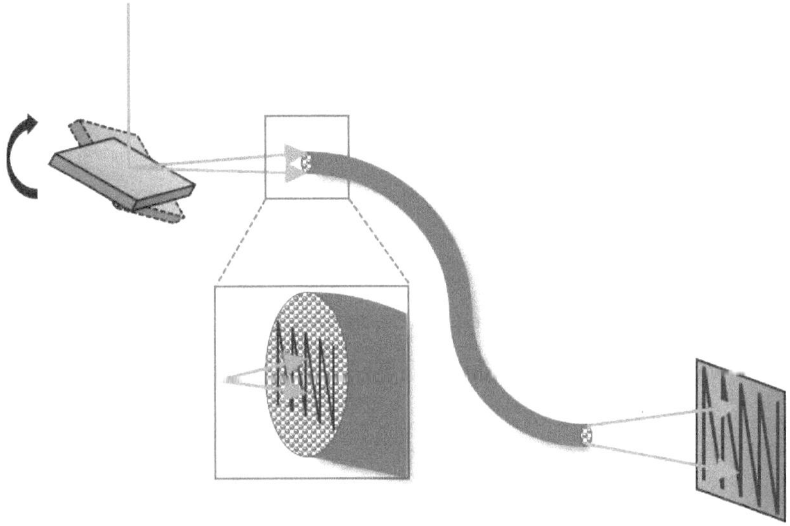

Abb. 12: Schematische Darstellung des Scanmechanismus bei einer Imagingfaser. Das Anregungslicht wird mit Hilfe von beweglichen Spiegeln über die Faserfacette gescannt und in die einzelnen Faserkerne eingekoppelt. Das Scanmuster wird an das andere Ende der Faser übertragen und kann dort auf die Probe abgebildet werden.

Um die Realisierbarkeit von bildgebenden, endoskopischen CARS-Sonden für *In-vivo*-Anwendungen mit Faserbündeln zu prüfen wurden Simulationen durchgeführt und theoretische Anforderungen zum Optikdesign formuliert. [136] Allerdings gibt es bis heute – nach bestem Wissen – keine praktischen Anwendungen von CARS-Endoskopen unter Verwendung eines scannenden Faserbündels. Lediglich TPEF-Aufnahmen von Hirngewebe einer Ratte wurden demonstriert, indem ein Faserbündel mit 30.000 Einzelkernen in ein optisches System mit GRIN-Linsen integriert wurde. Die Signalsammlung erfolgte dabei ebenfalls durch das Faserbündel, wodurch die Sonde mit einem Millimeter Durchmesser sehr kompakt ausfällt. Die Bildgebung wurde *in-vivo* an anästhesierten Tieren gezeigt, allerdings nicht markerfrei, sondern mit vorheriger Färbung des Blutplasmas durch Fluoreszein oder Rhodamin. Die pixelierte Bildstruktur aufgrund der Kerngeometrie des Faserbündels wurde in diesem Fall durch einen einfachen Gaußfilter nachträglich geglättet. [137] *In-vivo*-Fluoreszenzaufnahmen von Schweinedarm wurden mit einer Bildrate von 120 Bildern pro Sekunde demonstriert. Dabei kam ebenfalls ein Faserbündel mit 30.000 Einzelkernen zum Einsatz, aber auch hier erfolgte die Bildgebung nicht markerfrei, sondern mit einer oberflächigen Proflavin-Färbung. Eine nachträgliche Bildbearbeitung zur Reduzierung der Pixelstruktur erfolgte durch einfache Weichzeichnung. [138] Weitere *In-vivo*-Anwendungen mit Faserbündeln finden sich in der konfokalen Reflexionsmikroskopie. So wurden beispielsweise Videoaufnahmen von Epithelzellen einer menschlichen Lippe gemacht, ebenfalls mit 30.000 Einzelkernen. [139] Des Weiteren wurde chirurgisch entferntes Gewebe von Plattenepithelkarzinoma aus dem Mundbereich untersucht, hier ist insbesondere die aufwändige Bildoptimierung durch anisotrope Diffusionsfilter hervorzuheben. [140] Ein Faserbündel mit lediglich 5000 Einzelkernen, aber einem sehr geringen Durchmesser von 200 µm wurde genutzt, um Hirngewebe einer Ratte *in-vivo* zu analysieren. [141] *Ex-vivo*-Fluoreszenzaufnahmen von Gewebeproben aus Ovarien, Zervix und Darm wurden mit einer 3 mm dicken Sonde untersucht [142], ebenso Aufnahmen von Schweinedarm und -magen [143]. In beiden Fällen wurde das Gewebe vor der Bildgebung gefärbt. Abgesehen von mikro-endoskopischen Anwendungen an biologischen Proben wurden Faserbündel auch für die optische Kohärenztomographie an nicht-biologischen Proben [144] und beispielsweise an Tracheagewebe von Hasen verwendet [145].

Es existieren einige kommerzielle Anbieter für bildgebende Faserbündel und integrierte Endoskopdesigns, darunter Mauna Kea Technologies, Sumimoto Electric Lightwave Corp., Fujikura Ltd., Myriad Fiber Imaging und J-Fiber GmbH. Dennoch wird die Nutzung solcher Imagingfasern für nichtlineare, spektroskopische Anwendungen nur von wenigen Forschungsgruppen weltweit verfolgt. Insbesondere im Hinblick auf einige entscheidende Vorteile gegenüber den üblichen Scanmechanismen mit Piezo-Aktuatoren und MEMS-Spiegeln ist das Potenzial von Faserbündel-basierten Endoskopen noch nicht ausgeschöpft. Der enorme Vorteil gegenüber oben erwähnten Methoden ist das Fehlen von beweglichen und elektrischen Elementen im Sondenkopf. Dadurch lässt sich ein relativ einfaches, optisches Design realisieren, welches außerdem robust und günstig ist. Zusätzlich werden Risiken für den Patienten minimiert, da keine elektrischen Ströme im Sondenkopf fließen. Schließlich lässt sich solch ein Sondendesign relativ einfach nach der Verwendung sterilisieren bzw. autoklavieren, so dass kein teures Wegwerfprodukt entsteht. Allerdings gibt es auch einen entscheidenden Nachteil: durch die pixelierte Struktur der Fasern hat man nur eine eingeschränkte, laterale Auflösung des untersuchten

Objektes. Dies lässt sich jedoch über verschiedene Ansätze adressieren, so dass auch mit Imagingfasern eine homogene Bildgebung möglich ist. [146–150]

Im Rahmen dieser Forschungsarbeit wurden ebenjene Imagingfasern verwendet, um die Anwendbarkeit der nichtlinearen, endoskopischen Bildgebung mit ihnen zu untersuchen und weiterzuentwickeln. Ziel der Arbeit war es, eine Fasersonde zu konzipieren, welche auf Basis einer geeigneten Imagingfaser die oben genannten Vorteile vereint und multimodale Bildgebung von Gewebe schnell und effizient ermöglicht.

3 Material und Methoden

3.1 Lasersystem

Für alle vorliegenden Experimente wurde ein kombiniertes Lasersystem bestehend aus einem modengekoppelten Pikosekunden-Festkörperlaser (High Q Laser picoTrain) und einem Optisch-Parametrischen Oszillator (OPO A.P.E. Levante Emerald) verwendet. Der frequenzverdoppelte Nd:YVO_4-Festkörperlaser hat eine Pulsfolgefrequenz von 80 MHz und eine Fundamentalwellenlänge von 1064 nm. Mit einem BBO-Kristall wird intern die zweite Harmonische bei 532 nm erzeugt, welche zum Pumpen des OPO genutzt wird. Die zeitlichen Halbwertsbreiten der Pulse liegen bei 7,6 ps für 1064 nm und 5,3 ps für 532 nm, spektral haben beide Pulse eine Halbwertsbreite von etwa 0,3 nm. Die mittleren Leistungen der beiden Ausgänge am Pikosekunden-Laser können maximal ca. 8 W bzw. 3 W betragen, wobei sie gegenläufig zueinander einstellbar sind. Die Strahlqualität beider Laser ist mit $M^2 < 1{,}2$ angegeben. [151] Um eine durchstimmbare Anregung von verschiedenen Raman-Moden für die CARS-Spektroskopie zu realisieren wird zumindest eine variable Anregungsfrequenz benötigt. Da der Pikosekunden-Laser feste Emissionswellenlängen hat wird dies unter Ausnutzung eines Drei-Wellen-Mischprozesses im OPO erreicht. Dabei werden die Photonen des Pumplasers in einem LBO-Kristall unter Energieerhaltung in zwei komplementäre Photonen höherer Wellenlängen aufgespalten, man spricht je nach Frequenzbereich von Signal- bzw. Idlerstrahlung. Die Summe der Kehrwerte von Signalwellenlänge λ_S und Idlerwellenlänge λ_I ergibt den Kehrwert der Pumpwellenlänge λ_P:

$$\frac{1}{\lambda_P} = \frac{1}{\lambda_S} + \frac{1}{\lambda_I} \qquad (17)$$

Dadurch lassen sich am optischen Ausgang des OPO stabil erreichbare Wellenlängen im Bereich von ca. 690 nm bis 990 nm für den Signalstrahl und ca. 1150 nm bis 2300 nm für den Idlerstrahl einstellen. Die zeitlichen und spektralen Pulsbreiten sind abhängig von den Pumplaserpulsen und bewegen sich in einem ähnlichen Bereich wie diese. Ausgangsleistungen von bis zu 500 mW sind am OPO erreichbar.

Abbildung 13 veranschaulicht schematisch das verwendete Lasersystem mit Pikosekunden-Laser und OPO.

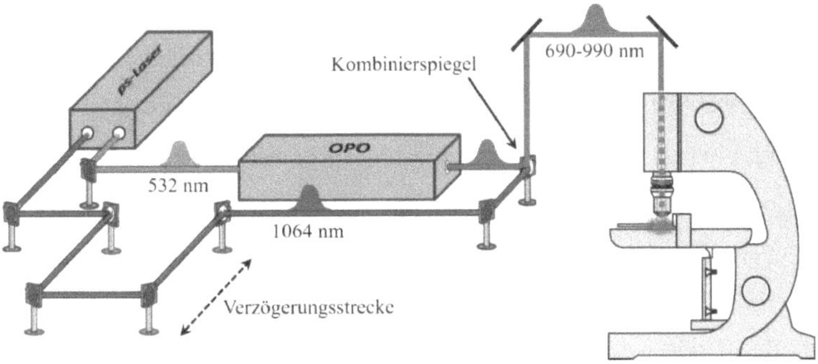

Abb. 13: Schematische Darstellung des Lasersystems. Der Pikosekunden-Laser emittiert Pulse mit 1064 nm und 532 nm, wobei letztere zum Pumpen des OPO genutzt werden. Dieser emittiert je nach Bedarf Pulse im Wellenlängenbereich von 690 nm bis 990 nm, welche wiederum als Pumpquelle für den CARS-Prozess dienen. Der Fundamentalstrahl des Pikosekunden-Lasers wird als Stokesquelle für den CARS-Prozess genutzt. Er wird mit Hilfe einer Verzögerungsstrecke zeitlich exakt mit dem OPO-Strahl überlagert, die räumliche Überlagerung erfolgt an einem Kombinierspiegel. Schließlich werden beide Laserstrahlen in ein Mikroskop eingekoppelt.

Die Wahl des richtigen Lasersystems, insbesondere im Hinblick auf die Wiederholfrequenz der Anregungspulse, ist maßgeblich entscheidend für die erfolgreiche Anwendung nichtlinearer Spektroskopie. Zur Veranschaulichung kann man den nichtlinearen Brechungskoeffizienten n_2 heranziehen, welcher bei hohen Feldstärken zum Tragen kommt. Der Zusammenhang zwischen Lichtintensität I und Brechungsindex n ist gegeben durch [38]

$$n(I) = n_0 + n_2 \cdot I \tag{18}$$

Dabei ist n_0 der nominale Brechungsindex bei schwachen Feldern, n_2 ist direkt proportional zur nichtlinearen Suszeptibilität dritter Ordnung $\chi^{(3)}$. [39] Der Brechungsindexkoeffizient n_2 bewegt sich für Festkörper in der Größenordnung von $10^{-16}\frac{cm^2}{W}$. [39] Ein cw-Laser mit einer mittleren Leistung von 200 mW bei 1000 nm lässt sich im Idealfall auf eine Intensität von ca. $100 \cdot 10^6 \frac{W}{cm^2}$ fokussieren, d.h. er induziert eine Brechungsindexänderung von lediglich 10^{-8}. Es erscheint offensichtlich, dass viel höhere Intensitäten notwendig sind, um nichtlineare Effekte zu detektieren. Durch Erhöhen der mittleren Leistung eines cw-Lasers gerät man schnell an die Zerstörschwelle von vielen Materialien, insbesondere von biologischem Gewebe. Stattdessen muss man auf gepulste Laserquellen zurückgreifen, welche sehr hohe Pulsspitzenintensitäten aufweisen. Ein gepulster Laser mit 80 MHz Pulsfolgefrequenz und 10 ps Pulshalbwertsbreite erreicht bei 200 mW mittlerer Leistung eine Pulsspitzenleistung von etwa 500 W. Ein Puls lässt sich somit im Idealfall auf eine Intensität von ca. $250 \cdot 10^9 \frac{W}{cm^2}$ fokussieren, das ist mehr als drei Größenordnungen höher als bei einem cw-Laser mit gleicher, mittlerer Leistung. Bei solch hohen Intensitäten lassen sich Brechungsindexänderungen von 10^{-5} in Festkörpern bereits detektieren. Demnach werden die stärksten, nichtlinearen Signale durch möglichst kurze und intensive Laserpulse hervorgerufen. Für die nichtresonante Vierwellenmischung trifft dies uneingeschränkt zu, denn diese ist frequenzunabhängig und proportional zu $1/(\Delta t)^2$, wobei Δt die Halbwertsbreite der Pulse ist. [64] Für das resonante CARS-Signal gilt dieser Zusammenhang nicht, da hier zusätzlich noch eine Frequenzabhängigkeit vorliegt. Mit abnehmender Pulsdauer steigt die spektrale Breite von Laserpulsen, was aus der Energie-Zeit-Unschärferelation von Heisenberg folgt:

$$\Delta E \cdot \Delta t \geq \frac{h}{4\pi} \qquad \Delta(h\nu) \cdot \Delta t \geq \frac{h}{4\pi} \qquad \Delta\nu \cdot \Delta t \geq \frac{1}{4\pi} \tag{19}$$

Dabei ist h das Plank'sche Wirkungsquantum und $\Delta\nu$ die spektrale Halbwertsbreite der Pulse. Aufgrund der Tatsache, dass nur durch eine bestimmte Frequenzkombination $\nu_P - \nu_S$ von Pump- und Stokeslaser eine resonante CARS-Mode ν_{vib} angeregt werden kann, trägt der Großteil eines spektral breiten Pulses nicht zur Anregung der resonanten Mode bei. Der nichtresonante Anteil ist jedoch frequenzunabhängig und für kurze Pulse höher. Aus diesem Grund muss ein Kompromiss zwischen maximaler Signalgeneration und optimiertem Signal-Rausch-Verhältnis gefunden werden. Ein günstiger Bereich für die CARS-Anregung liegt bei 2 ps bis 5 ps Pulsbreite. [152] Bei diesen zeitlichen Halbwertsbreiten entspricht die spektrale Breite der Laserpulse in etwa der Breite der Raman-Banden in Festkörpern, so dass optimale Anregungsbedingungen gegeben sind. Zeitlich kürzere Laserpulse sind darüber hinaus im Hinblick auf eine faserbasierte Anwendung nachteilig, da die intramodale Dispersion mit zunehmender spektraler Breite steigt. Das hat zur Folge, dass die Pulsspitzenintensität nach Propagation durch die Faser sinkt und die Generation von nichtlinearen Signalen drastisch beeinträchtigt wird.

3.2 Mikroskopaufbau

Für die Einkopplung der Anregungslaser in ein Faserbündel wird ein Scansystem benötigt, welches eine Relativbewegung der Laserstrahlen zum proximalen Ende der Faser ermöglicht. Am einfachsten lässt sich so ein System realisieren, indem man auf einen verfahrbaren Scantisch zurückgreift. Dazu werden die Anregungslaser über fixe Umlenkspiegel in ein modulares Mikroskop geleitet, wo sie durch ein geeignetes Mikroskopobjektiv auf die Brennebene fokussiert werden. Dort ist das proximale Ende der Imagingfaser in einem Scantisch montiert, welcher in zwei Achsen der Brennebene verfahren werden kann. Die zweite Möglichkeit erfordert ein galvanometrisches Spiegelpaar, welches die Laser durch ein Paar aus Tubus- und Scanlinsen sowie ein Mikroskopobjektiv über das proximale Ende der fixierten Imagingfaser scannt. Abbildung 14 stellt schematisch die Einkopplung der Anregungslaser in ein Mikroskop und die beiden Scanmechanismen dar.

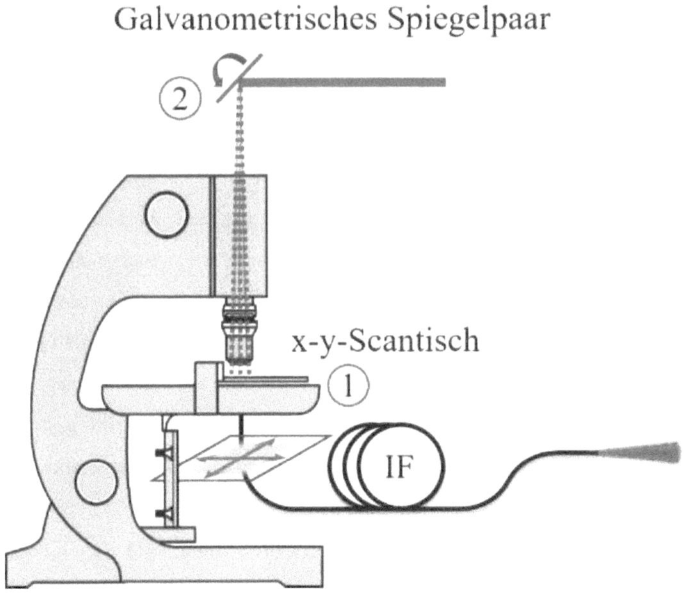

Abb. 14: Schematischer Mikroskopaufbau mit zwei verschiedenen Scanmechanismen. Entweder kann der Faserhalter in zwei Raumachsen bewegt werden, während der Laserstrahl stillsteht ((1)), oder es wird ein galvanometrisches Spiegelpaar benutzt, um die Laser über die Imagingfaser (IF) zu scannen ((2)). [153] (Copyright OSA Publishing. Reproduced with permission.)

Für die ersten Experimente zur CARS/SHG/TPEF-Bildgebung durch eine Imagingfaser wurde ein Ansatz mit starrem Laserstrahl und beweglicher Faserplattform gewählt. Das entsprechende Mikroskopsystem wurde im Rahmen einer Promotionsarbeit entwickelt und aufgebaut. [154, 155] Der implementierte Scantisch besteht aus einem äußeren Translationstisch mit Schneckengetriebe, und einem inneren Piezotisch, welcher sich sowohl eigenständig bewegen kann als auch durch den äußeren Tisch mitbewegt wird. Letzterer hat einen Verfahrweg von 25 mm in beiden Achsen und eine Positioniergenauigkeit von < 1 µm. [156] Der hochauflösende Piezotisch hat einen Verfahrweg von 75 µm in beiden Achsen der Brennebene und 50 µm in Strahlrichtung. Die Positioniergenauigkeit wird vom Hersteller mit 0,2 bzw. 0,1 nm angegeben. [157] Das Gesamtsystem ist so ausgelegt, dass eine mosaikförmige Positionierung der Probe mit dem äußeren Tisch durchgeführt wird, während der innere Tisch an jedem Haltepunkt des äußeren Tisches eine hochauflösende Abrasterung der Probe zum Laserfokus ermöglicht. Beide Positioniertische sind jeweils mit einem Steuergerät und diese wiederum über einen USB-Anschluss mit einem Rechner verbunden. Mit diesem werden sowohl die Scanparameter vorgegeben, als auch die Positionsdaten der Tische ausgelesen. Zusätzlich erlauben die Steuergeräte die Ausgabe eines externen Triggersignals zur Einspeisung in Detektionssysteme wie beispielsweise Spektrometer. Dadurch lässt sich die Tischbewegung mit der automatisierten Messwertaufzeichnung synchronisieren.

Für weiterführende Experimente mit der Imagingfaser wurde zugunsten der Scanperformance ein Laser-Scanning-Mikroskop eingesetzt. Anstatt mit verfahrbaren Positioniertischen die Faser zu bewegen, wurden hier die Anregungslaser mit Hilfe eines galvanometrischen Spiegelpaares (Cambridge Technology, Model 6210H Galvanometer Scanners) durch ein Mikroskopobjektiv über das proximale Faserende gescannt. Dabei sind Auflösungen von 128 x 128 bis 4096 x 4096 Pixeln bei einer Integrationszeit von 1 µs bis 256 µs pro Pixel möglich. Das nutzbare Bildfeld ist bei Verwendung eines 20x-Objektives ca. 1,5 mm² groß. Die Abtastrate der Detektionselektronik beträgt 2 MHz bei 16 bit Datentiefe, maximal 4 Einzelphotonendetektoren können gleichzeitig ausgewertet werden. Darüber hinaus besitzt das Mikroskop einen in der Brennebene verfahrbaren, elektrischen Positioniertisch, mit dem die Imagingfaser manuell zum Fokus der Anregungslaser justiert werden kann. Das Mikroskopsystem ist eine Sonderentwicklung, welche auf das oben beschriebene Lasersystem und insbesondere die speziellen Messanforderungen der nichtlinearen Spektroskopie ausgelegt ist.

3.3 Detektion der Signale

Wenn es um die Signaldetektion bei spektroskopischen Anwendungen geht, kommen entweder Spektrometer oder Einzelphotonendetektoren zum Einsatz. Erstere detektieren das Signal spektral aufgelöst, sie werden beispielsweise bei der IR- und der linearen Raman-Spektroskopie eingesetzt, wo die Verteilung und Intensität der Spektralbanden von grundlegender Bedeutung sind. Sollen dahingegen wenige Photonen eines schwachen Signales schnell und effizient detektiert werden, verwendet man heutzutage Photovervielfacher (engl. Photomultiplier, PMT) oder Avalanche-Photodioden (APD). Diese Detektoren können im passenden Spektralbereich einzelne Photonen detektieren und ein verstärktes Signal ausgeben. Sie werden vor allem in der nichtlinearen Bildgebung eingesetzt, wo Geschwindigkeit und Sensitivität eine entscheidende Rolle spielen.

Bei Verwendung der ersten Scanvariante (Abbildung 14 ①), bei dem die Faser relativ zum fixierten Laserfokus bewegt wird, kam ein Gitterspektrometer von Andor (Andor Shamrock 303i) [158] mit einem gekühlten CCD-Sensor zur Signaldetektion (Andor iDus 401) [159] zum Einsatz. Zwei unterschiedliche Reflexionsgitter mit jeweils 600 l/mm und 1200 l/mm sind im Spektrometer integriert, ersteres für einen relativ großen Spektralbereich bei einer spektralen Auflösung von ca. 0,2 nm, letzteres für einen kleineren Spektralbereich bei einer Auflösung von ca. 0,1 nm. Diese Werte werden erreicht durch eine Fokuslänge von 303 mm bei einer Blendenzahl von f/4 und einem variablen Eintrittsspalt mit 10 μm Mindestmaß. Die verwendete CCD-Kamera hat ein Sensorformat von 1024 x 127 Pixeln bei einer Pixelgröße von 26 x 26 μm. Der Sensor lässt sich mit Hilfe eines integrierten Peltierelements auf bis zu -100 °C herunterkühlen, um das Signal-zu-Rausch-Verhältnis (SNR) zu erhöhen. Die Kamera ist mit einem extrem geringen Dunkelstrom und minimiertem Etaloning bestens für die Detektion schwacher Signale geeignet.

Für das zweite Scansystem (Abbildung 14 ②) unter Verwendung galvanometrischer Scanspiegel kamen hochempfindliche Photovervielfacher von Hamamatsu zum Einsatz (H10721-20, Hamamatsu Photonics). [160] Photovervielfacher (photo multiplier tubes) basieren auf kaskadisch angeordneten Elektronenbeschleunigerstufen, die hinter einer Photokathode in einer Vakuumkammer angeordnet sind. Sie können sowohl im Analogmodus mit hohem Dynamikbereich, als auch im Digitalmodus als Geigerzähler operieren. Somit sind sie in der Lage, selbst einzelne Photonen zu detektieren. Die verwendeten Photovervielfacher haben eine erhöhte Empfindlichkeit im Bereich von 500 nm bis 700 nm, wo bei Verwendung der oben genannten Anregungslaser die nichtlinearen Signale erwartet werden. Dabei unterscheiden die Detektoren nicht zwischen verschiedenen Signalfrequenzen, für eine spektrale Aufschlüsselung der Signale werden optische Filter vor den Detektoreingängen eingesetzt. Für die simultane Aufnahme von CARS-, SHG- und TPEF-Signalen wurden bis zu drei dieser Photovervielfacher gleichzeitig verwendet, wobei sich die jeweiligen Detektorkonfigurationen nur durch die verwendeten Spektralfilter zur Signaltrennung unterschieden haben.

4 Ergebnisse

4.1 Charakterisierung der Imagingfaser

Im Vorfeld der praktischen Experimente wurde die Wahl eines passenden Faserbündels im Hinblick auf Lichtführung, Dispersionseigenschaften und optischem Überkoppeln analysiert. Die ideale Faser hat einen geringen Durchmesser und ist sehr flexibel, sie zeigt darüber hinaus keine Biegeverluste. Der Anteil der Kernfläche an der Gesamtfläche der Faserfacette ist hoch, d.h. der Raum zwischen den einzelnen Kernen ist möglichst klein. Die Kerngeometrien und Brechzahlparameter sind so ausgelegt, dass die Anregungswellenlängen mit wenigen Moden geführt werden, um intermodale Dispersionseffekte zu reduzieren. Eine hohe Kerndichte wird bevorzugt, da es zum einen den Durchmesser der Faser reduziert und zum anderen die Auflösung der aufgenommenen Bilder erhöht. Solch ein ideales Faserdesign ist kommerziell nicht erhältlich, es muss immer ein Kompromiss zwischen den einzelnen Anforderungen gefunden werden. Alternativ besteht die Möglichkeit, eine maßgeschneiderte Faser anfertigen zu lassen. Dazu gehören Analysen, numerische Simulationen, die Materialbeschaffung, das Faserziehen und schließlich der experimentelle Nachweis, dass die Anforderungen erfüllt wurden. Solch eine komplexe Faserentwicklung würde den zeitlichen Rahmen einer Promotionsarbeit sprengen, so dass auf kommerzielle Angebote zurückgegriffen wurde.

Die Entscheidung fiel letztendlich auf die *Imagefiber FIGH-10-500N* von Fujikura Ltd.. [161] Diese Faser wurde nicht explizit für Anwendungen im Bereich der Spektroskopie entwickelt, jedoch hatte sie zum Zeitpunkt der Recherche von allen zugänglichen Multikernfasern die günstigsten Parameter. Sie repräsentiert einen Großteil kommerziell erhältlicher Faserbündel und wurde außerdem von verschiedenen Forschungsgruppen im Detail untersucht, so dass bereits theoretische und experimentelle Daten zu den Faserparametern vorhanden waren. [162–164] Sie besitzt 10.000 Einzelkerne und hat einen Gesamtdurchmesser von 500 µm, davon entfallen 460 µm auf die freie Apertur mit den lichtleitenden Kernen. Der mittlere Kerndurchmesser wurde nach Auswertung von REM-Aufnahmen der Faserfacette auf 3,05 µm bestimmt, bei einem mittleren Kernabstand von 4,5 µm [164]. Der minimale Biegeradius beträgt 25 mm, somit ist die flexible Faser auch für endoskopische Anwendungen geeignet.

Abbildung 15 zeigt vergrößerte REM- und Mikroskopaufnahmen der Faserfacette, bei denen die einzelnen Kerne sichtbar sind.

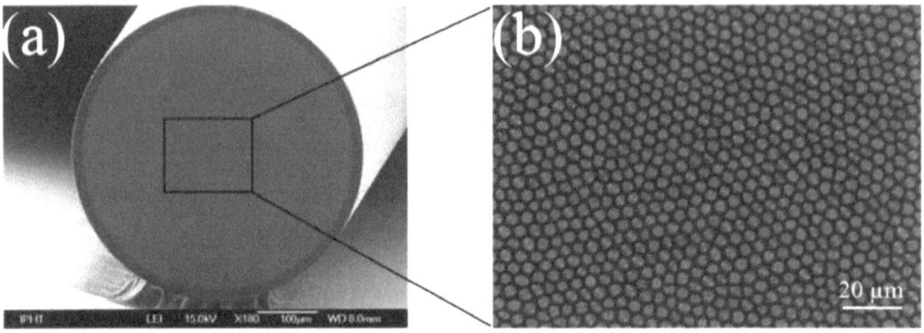

Abb. 15: REM-Aufnahme der Faserfacette (a), Lichtmikroskopaufnahme mit 100x-Vergrößerung (b). [165] (Copyright Wiley-VCH Verlag GmbH & Co. KGaA. Reproduced with permission.)

In Abbildung 15 (b) ist erkennbar, dass die Kerne inhomogen angeordnet und zum Teil sehr unförmig sind. Aus diesem Grund wurden aus den Mikroskopaufnahmen verschiedene Parameter wie Fläche, mittlerer Durchmesser und Zirkularität von mehreren hundert Kernen abgeleitet und statistisch ausgewertet. Dazu wurde die Bildbearbeitungssoftware ImageJ und das Tabellenkalkulationsprogramm OriginPro verwendet. In Tabelle 1 sind die wichtigsten, physikalischen Parameter mit Minimal- und Maximalwert, Median und Standardabweichung σ der vermessenen Einzelkerne aufgelistet.

	N gesamt	*N fehlend*	*Min.*	*Median*	*Max.*	σ
Fläche [µm²]	803	49	3,31	7,29	10,40	1,33
Durchmesser [µm]	803	49	2,05	3,05	3,64	0,28
Zirkularität	803	49	0,38	0,85	1	0,12

Tabelle 1: Kernparameter der *Imagefiber FIGH-10-500N*. In die Statistik flossen 803 vermessene Kerne ein, 49 Kerne wurden von der Auswertung ausgeschlossen, deren Fläche mehr als zwei Standardabweichungen vom Median abweicht.

Von den insgesamt 852 analysierten Einzelkernen wurden 49 von der Statistik ausgeschlossen, da ihre resultierende Fläche aufgrund von Messfehlern stark zu kleineren Werten hin abweicht. Diese Abweichung ist zu größeren Werten hin nicht zu beobachten, aus diesem Grund wurden nur die Flächen innerhalb von zwei Standardabweichungen betrachtet. Die Zirkularität entspricht dem Verhältnis von kurzer zu langer Achse der auf die Kerngeometrien gefitteten Ellipsen. Ein Wert von 1 entspricht demnach einem perfekten Kreis.

Abbildung 16 stellt die Histogramme der Kerndurchmesser und der daraus resultierenden Modenzahlen bei 1064 nm und 532 nm für ca. 800 Einzelkerne dar.

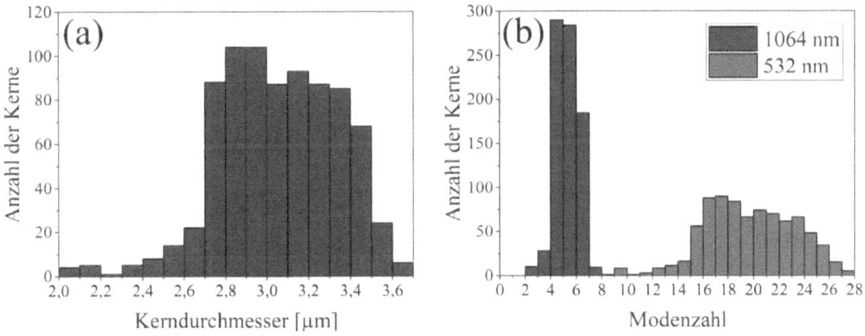

Abb. 16: Histogramm der Kerndurchmesser von ca. 800 vermessenen Einzelkernen (a), Histogramme der daraus abgeleiteten Anzahl der theoretisch geführten Moden für 1064 nm und 532 nm (b).

Dabei ergeben sich die Werte für den mittleren Durchmesser aus den ermittelten Kernflächen. Die Anzahl der Moden, welche in den einzelnen Kernen theoretisch geführt werden, ist wiederum abhängig von den Kerndurchmessern und der geführten Wellenlänge. So werden bei 1064 nm im Mittel weniger als fünf Moden in der Imagingfaser geführt, was ein guter Kompromiss sein kann zwischen geringen Dispersionseffekten (singlemodig) und geringen Biegeverlusten bzw. hoher Führungseffizienz (multimodig). Bei 532 nm werden im Mittel bereits 19 Moden geführt, die Verwendung dieser Wellenlänge zur nichtlinearen Anregung durch die Imagingfaser sollte aufgrund von starker Pulsverbreiterung und daraus resultierendem Abfall der Spitzenintensität vermieden werden. Die Anzahl der geführten Moden kann für eine größere Modenzahl anhand des V-Parameters abgeschätzt werden: [166]

$$M \approx \frac{1}{2} \cdot V^2 = \frac{1}{2}\left(\frac{\pi}{\lambda} \cdot d \cdot \sqrt{n_{Kern}^2 - n_{Mantel}^2}\right)^2 \qquad (20)$$

Der V-Parameter ist eine dimensionslose Zahl und wird für die Beschreibung von Stufenindexfasern genutzt. d ist der Kerndurchmesser, n_{Kern} ist der Brechungsindex des Kerns und n_{Mantel} ist der Brechungsindex des umliegenden Kernmantels. Für Werte kleiner als $V \approx 2{,}4$ wird nur eine Mode im Faserkern geführt, die Faser ist singlemodig. Die Wellenlänge, bei der eine Faser singlemodig wird, nennt man cut-off-Wellenlänge. Des Weiteren gibt der V-Parameter an, welcher Leistungsanteil einer Mode im Kern geführt wird. Dieser ist sehr gering für $V < 1$ und nähert sich ca. 90% bei der cut-off-Wellenlänge. Ein großer Wert für den V-Parameter erhöht zwar die geführte Lichtleistung im Kern auf nahe 100%, allerdings wird die Faser dadurch multimodig und Streuverluste im Kern oder an der Kern-Mantel-Grenzfläche können zunehmen. Dies ist für die Führung sehr kurzer Laserpulse im Hinblick auf die oben beschriebene, intermodale Dispersion nachteilig. Sinkt hingegen der Wert für den V-Parameter, so wird die Faser empfindlich für Biegeverluste und eine endoskopische Implementierung ist nicht praktikabel.

Der Unterschied zwischen intermodaler und intramodaler Dispersion ist in Abbildung 17 schematisch dargestellt. Beide Effekte führen zu Pulsverbreiterung und Verringerung der Pulsspitzenleistung.

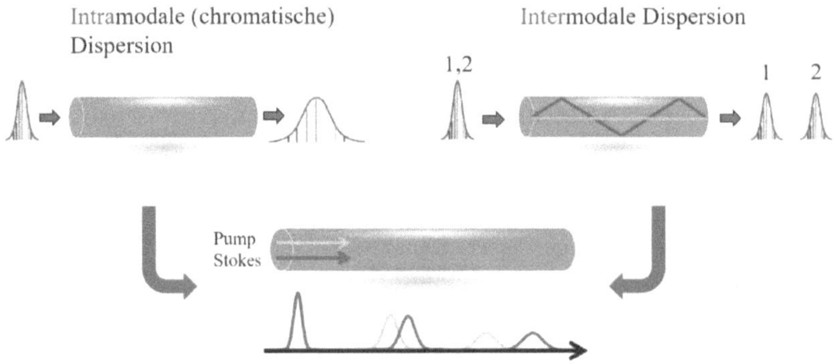

Abb. 17: Schematische Darstellung von intra- und intermodaler Dispersion in Fasern. Dies tritt beispielsweise bei der Führung von Pump- und Stokespulsen für die CARS-Spektroskopie auf.

Bei der intramodalen oder chromatischen Dispersion beruht die Pulsverbreiterung auf der Frequenzabhängigkeit des Brechungsindex. D.h. ein spektral breiter Puls besitzt für seine verschiedenen Frequenzkomponenten unterschiedliche Propagationsgeschwindigkeiten in der Faser, was eine Pulsverbreiterung zur Folge hat. Bei der intermodalen Dispersion beruht die Pulsverbreiterung auf der unterschiedlichen Laufzeit zwischen verschiedenen Moden in der Faser. Dieser Effekt tritt nur bei Multimodefasern auf. Die Pulsverbreiterung durch chromatische und intermodale Dispersion hat zur Folge, dass die Pulsspitzenintensität sinkt, so dass die Generierung von nichtlinearen Signalen erschwert wird.

Um die Schwere der Dispersionseffekte abzuschätzen, wurden Autokorrelationsmessungen der Laserpulse bei 800 nm durchgeführt (A.P.E. Autocorrelator pulseCheck). Bei dieser Wellenlänge werden in der Imagingfaser im Mittel acht Moden geführt, so dass die intermodale Dispersion bereits einen signifikanten Einfluss auf die Pulsverbreiterung nehmen kann. Mit einem optischen Autokorrelator kann die Dauer von kurzen Laserpulsen bestimmt werden, indem die Pulse in einem Michelson-Interferometer-Aufbau zunächst in zwei Teile aufgespalten, und danach in einem nichtlinearen Kristall überlagert werden. Dort wird die zweite Harmonische der einfallenden Lichtfrequenz erzeugt, deren Intensität vom zeitlichen Versatz der zwei Pulse zueinander abhängt. Durch einen verfahrbaren Spiegel wird einer der beiden Pulse relativ zum anderen verschoben, so dass der zeitliche Versatz variiert werden kann. Nun kann die Intensität der zweiten Harmonischen in Abhängigkeit des zeitlichen Versatzes gemessen werden; aus dem Kurvenverlauf lässt sich bei Kenntnis der Pulsform die Pulsdauer der ursprünglichen Laserpulse bestimmen.

Es wurden drei Pulse miteinander verglichen: der reine Laserpuls aus dem OPO bei 800 nm, der Laserpuls nach Durchlaufen von einem Meter einer Singlemode-Faser (780-HP, Thorlabs), und der Laserpuls nach Durchlaufen von einem Meter der Imagingfaser. Abbildung 18 zeigt die Pulsdauern der OPO-Laserpulse im Original, nach Durchlaufen einer Singlemode-Faser und nach Durchlaufen der Imagingfaser. Bei der Imagingfaser wurde der Laser in einen zentralen Kern mittlerer Größe eingekoppelt, dazu wurde ein Mitutoyo M Plan Apo NIR 20x Mikroskopobjektiv mit einer NA von 0,4 verwendet.

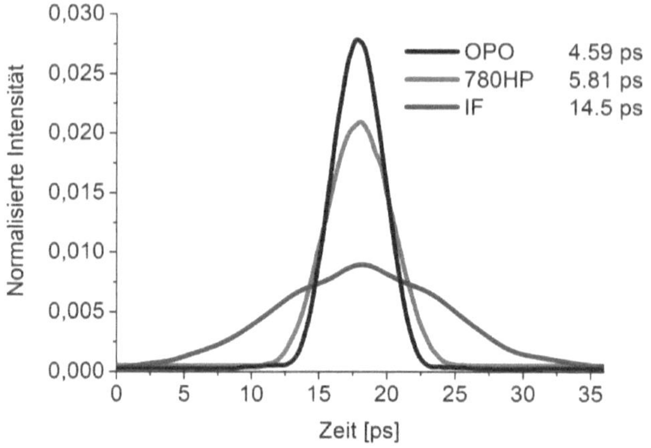

Abb. 18: Normalisierte und mit Faktor $2^{1/2}$ korrigierte Intensitäts-Autokorrelationen und die dazugehörigen Halbwertsbreiten vom reinen OPO-Puls bei 800 nm (schwarz), nach Durchlaufen von einem Meter der Singlemode-Faser (rot) und nach Durchlaufen von einem Meter der Imagingfaser (blau). [165] (Copyright Wiley-VCH Verlag GmbH & Co. KGaA. Reproduced with permission.)

Bei der Auswertung der Autokorrelationsmessungen wurde eine Gauß-förmige Pulsform angenommen, so dass ein Korrekturfaktor von $2^{1/2}$ für die Berechnung der zeitlichen Halbwertsbreiten berücksichtigt werden muss. Die Intensität der zweiten Harmonischen im Autokorrelator ist proportional zum Integral über das Intensitätsquadrat der Laserpulse: [167]

$$I_{SHG}(\tau) = \int_{-\infty}^{\infty} I(t) \cdot I(t-\tau) dt \tag{21}$$

Aus diesem Grund fällt die Intensitäts-Autokorrelation um den Faktor $2^{1/2}$ breiter aus als die tatsächlichen Pulse. In Abbildung 18 ist eine deutliche Pulsverbreiterung von 4,59 ps auf 14,5 ps bei Verwendung der Imagingfaser zu sehen, während die Singlemode-Faser nur leichte, intramodale Dispersion zeigt. Eine zeitliche Pulsverbreiterung bedeutet gleichzeitig eine Abnahme der Pulsspitzenintensität, was für die Generierung nichtlinearer Signale sehr von Nachteil ist. Für eine CARS-Anwendung mit $\chi^{(3)}$-Abhängigkeit bedeutet dieses Ergebnis, dass die nichtlinearen Signale nach der Imagingfaser mehr als eine Größenordnung kleiner ausfallen können im Vergleich zu einem Freistrahl-Aufbau. Für eine genauere Abschätzung des Signalabfalls müssen die tatsächlichen Pump- und Stokes-Wellenlängen berücksichtigt werden, die für die CARS-Generation verwendet werden.

Ein weiterer, kritischer Punkt bei der Lichtführung durch dicht gepackte Faserbündel ist die optische Kopplung zwischen benachbarten Kernen, auch optisches Übersprechen oder *crosstalk* genannt. Hierzu können analytische Abschätzungen anhand der Faserparameter und der verwendeten Wellenlängen gemacht werden, zusätzlich können numerische Simulationen herangezogen werden. [162, 164]

Die Werte der Brechungsindizes für Kern- und Mantelmaterial der Imagingfaser wurden aus bereits vorhandenen Analysen übernommen. [164] Daraus lässt sich die numerische Apertur der Einzelkerne bestimmen:

$$NA = \sqrt{n_{Kern}^2 - n_{Mantel}^2} = \sqrt{(1{,}50)^2 - (1{,}446)^2} = 0{,}40 \qquad (22)$$

Weiterhin lässt sich mit Hilfe der Marcuse-Formel der mittlere Modenfelddurchmesser $MFD\left(\frac{1}{e^2}\right)$ der Fundamentalmode abschätzen: [168]

$$MFD \approx d \cdot \left(0{,}65 + \frac{1{,}619}{\left(\frac{\pi \cdot d \cdot NA}{\lambda}\right)^{3/2}} + \frac{2{,}879}{\left(\frac{\pi \cdot d \cdot NA}{\lambda}\right)^{6}} \right) = \begin{cases} 2{,}7\mu m\ f\ddot{u}r\ 1064nm \\ 2{,}2\mu m\ f\ddot{u}r\ 532nm \end{cases} \qquad (23)$$

Bei einem mittleren Kernabstand von 4,5 µm ist der Modenfelddurchmesser bereits groß genug, um signifikantes Übersprechen der geführten Lichtleistung zwischen benachbarten Kernen zu ermöglichen. Das bedeutet, dass das Überlappintegral zwischen zwei benachbarten Modenfeldern größer Null ist und die evaneszenten Felder der Laserpulse bis in die umgebenden Kerne ragen. Abbildung 19 verdeutlicht schematisch die optische Kopplung zwischen zwei lichtleitenden Kernen, und den tatsächlich auftretenden Effekt in der Imagingfaser bei zwei verschiedenen Wellenlängen.

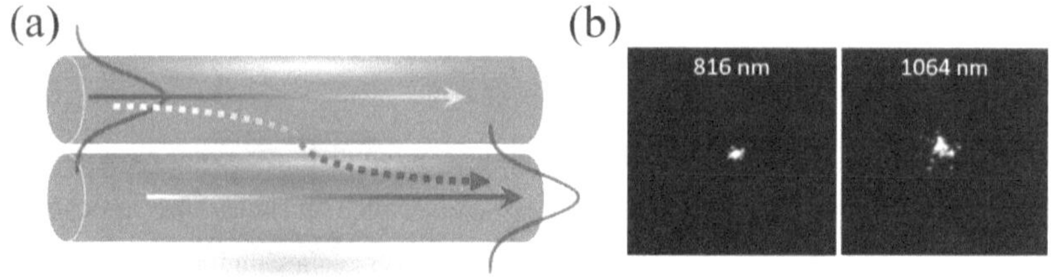

Abb. 19: Links: schematische Darstellung der optischen Kopplung zwischen zwei benachbarten Faserkernen. Rechts: die Stärke der optischen Kopplung hängt von der Wellenlänge ab und ist bei 1064 nm größer als bei 816 nm. Die Bilder wurden mit einer CCD-Kamera nach Propagation durch einen Meter der Imagingfaser aufgenommen.

Es ist zu erkennen, dass trotz Einkopplung in einen einzigen Kern der Imagingfaser nach einem Meter Länge am anderen Ende der Faser mehrere Kerne illuminiert sind. Der Effekt ist bei größeren Wellenlängen deutlicher zu sehen, da die Modenfelddurchmesser größer sind und die evaneszenten Felder der Laserpulse weiter in die Nachbarkerne hineinragen.

Die Stärke des optischen Übersprechens zwischen zwei benachbarten Kernen hängt von der Wellenlänge, dem mittleren Kerndurchmesser und vor allem von der Varianz der einzelnen Kerne zueinander ab. Tendenziell steigt die Effizienz des Überkoppelns mit zunehmender Wellenlänge und mit abnehmendem Durchmesser der Kerne. Numerische Simulationen haben ergeben, dass die Kopplungsstärke zwischen benachbarten Kernen bei 600 nm in der verwendeten Imagingfaser so hoch ist, dass bereits ab einer Faserlänge von 10 cm weniger als 90% der ursprünglichen Lichtleistung im Kern verbleibt. [162] Typische Faserendoskope haben eine Länge von einem Meter oder mehr, so dass die Bildgebung durch solch ein Faserbündel demnach stark beeinträchtigt sein sollte. Die Bilder wären extrem unscharf und die Auflösung somit drastisch reduziert. Jedoch zeigt die Imagingfaser *FIGH-10-500N* nicht den Effekt des Überkoppelns in der Größenordnung, wie er durch die numerischen Simulationen vorhergesagt wird. Diese Diskrepanz beruht auf der starken Inhomogenität der Kerne, wie sie in Abbildung 15 (b) zu beobachten ist. Die Wahrscheinlichkeit ist gering, dass zwei ausreichend ähnliche Kerne nebeneinander liegen, um eine effektive Kopplung zu ermöglichen. Numerische Simulationen, bei denen eine Varianz im Kerndurchmesser berücksichtig wird, bestätigen dieses Verhalten. [169, 170]

Bereits eine Varianz in den Kerndurchmessern von 2 % erlaubt in der *FIGH-10-500N* eine nahezu unabhängige Lichtführung bei 980 nm, ohne signifikantes Übersprechen in Nachbarkerne. Die Koppeleffizienz, also der Leistungsanteil, welcher von einem Kern auf den anderen übertragen wird, beträgt dann weniger als 5 %. Betrachtet man die tatsächlich gemessene Varianz der Kerndurchmesser von nahezu 10 % aus Tabelle 1, so beträgt die Koppeleffizienz lediglich noch ca. 0,5 %. Vergleicht man dies mit einem Faserbündel, welches die gleiche Anzahl an Kernen hat, jedoch dichter gepackt und mit kleineren Kerndurchmessern (*FIGH-10-350S*, [161]), so muss eine Varianz von mehr als 20 % vorliegen, um eine ähnlich niedrige Koppeleffizienz zu erhalten. [162] Generell gilt, je höher die Varianz der Kerndurchmesser, desto geringer ist die Koppeleffizienz. Dabei fällt die Koppeleffizienz mit steigender Varianz schneller für kleinere Wellenlängen, d.h. die Empfindlichkeit für Inhomogenitäten in den Kerngeometrien nimmt mit fallender Wellenlänge und steigendem Kerndurchmesser ab.

Alle untersuchten Faserparameter zusammen ergeben einen sinnvollen Kompromiss bezüglich der technologischen Eignung der Faser. Sie besitzt eine hohe Anzahl von Einzelkernen und eine hohe Kerndichte, was einem großen Bildfeld und einer hohen Auflösung der aufgenommenen Bilder zugutekommt. Eine höhere Kerndichte durch beispielsweise kleinere Kerndurchmesser oder – abstände würde den negativen Effekt der optischen Überkopplung drastisch verstärken. Eine höhere Anzahl an Kernen würde zwar das Bildfeld weiter vergrößern, allerdings steigt dadurch auch der Faserdurchmesser, so dass die Biegefähigkeit und endoskopische Implementierung eingeschränkt sind. Kleinere Kerndurchmesser ermöglichen die Führung von nur einer oder wenigen Moden, allerdings steigen in diesem Fall sowohl die optische Kopplung als auch die Biegeverluste. Eine Multimode-Führung ist dagegen wesentlich robuster gegen diese Effekte, allerdings muss eine deutliche Reduzierung der Pulsspitzenleistung durch dispersive Pulsverbreiterung in Kauf genommen werden. Um zu zeigen, dass die *FIGH-10-500N* dennoch für den Einsatz in einem nichtlinearen, spektroskopischen Aufbau geeignet ist, wurde im Folgenden ihre Implementierung in ein bestehendes Laser-Scanning-Mikroskop untersucht.

4.2 Implementierung der Faser in ein Laser-Scanning-Mikroskop

Um die Einsetzbarkeit der *FIGH-10-500N* für die nichtlineare Bildgebung zu beurteilen, wurde in einem ersten Schritt ihre Eignung für die CARS-Spektroskopie geprüft. Der CARS-Prozess in Kombination mit Faseroptiken zur Strahlführung ist im Vergleich zu den anderen nichtlinearen Modalitäten SHG und TPEF sehr komplex und anspruchsvoll. Kritische Punkte sind vor allem die zeitliche und spektrale Pulsverbreiterung innerhalb von Fasern, und die zeitliche und räumliche Überlagerung der Laserpulse im Fokus.

Die verwendeten Anregungswellenlängen für den CARS-Prozess waren 1064 nm (Stokes-Wellenlänge aus dem Pikosekundenlaser) und 816 nm (Pumpwellenlänge aus dem OPO), welche auf eine Anregung der symmetrischen CH-Streckschwingung in Methylengruppen ausgelegt sind. Diese sind besonders häufig in Lipiden zu finden, welche einen guten Überblick über die Gewebemorphologie liefern können. Im Allgemeinen wird CARS-Spektroskopie am häufigsten dafür genutzt, die Lipidverteilung in Gewebe darzustellen, da die CH-Schwingung bei 2850 cm^{-1} eine der stärksten Raman-Intensitäten aufweist. Wenn schwächere Schwingungsresonanzen angeregt werden nimmt der Einfluss des nichtresonanten Untergrundes zu (siehe Gleichung (14)). Die detektierte CARS-Wellenlänge befindet sich in Verwendung mit den oben genannten Pump- und Stokes-Wellenlängen bei ca. 662 nm. Abbildung 20 veranschaulicht die spektrale Antwort einer strukturierten COC-Probe bei verschiedenen Pumpwellenlängen und konstanter Stokes-Wellenlänge von 1064 nm. COC hat einen hohen Anteil an Methylengruppen, aber auch Methylgruppen sind vorhanden. Dementsprechend zeigt das Spektrum sowohl eine Bande bei 2850 cm^{-1}, als auch bei 2930 cm^{-1}.

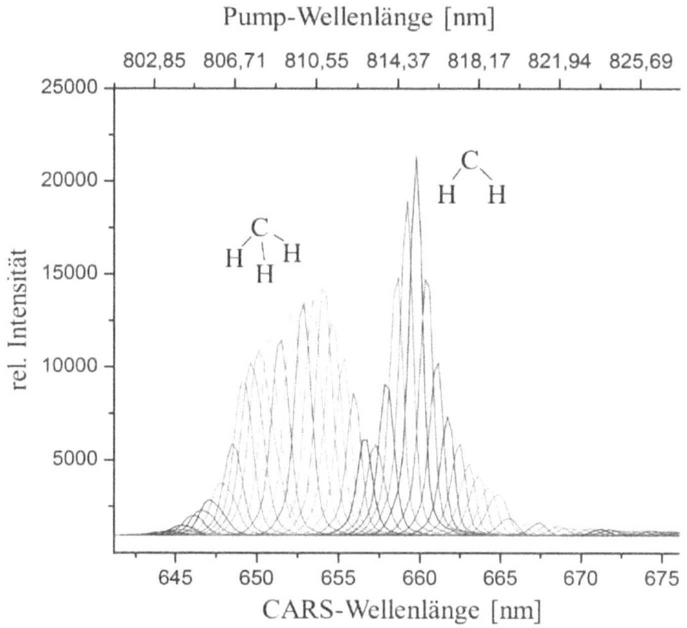

Abb. 20: Zwei starke Raman-Resonanzen mit den dazugehörigen Pump- und CARS-Wellenlängen bei konstanter Stokes-Wellenlänge von 1064 nm. Die Einzelspektren wurden zwischen 645 nm und 675 nm in Schritten von 0,5 nm aufgezeichnet.

Die Einkopplung und das Scannen der Anregungslaser auf dem proximalen Faserende erfolgte hierbei über ein Mikroskopobjektiv (UPLFLN 10x, Olympus) und einen in zwei Achsen verfahrbaren Mikroskoptisch. Das bedeutet, dass der Laserfokus in Ruhe war, während der Tisch mit der Imagingfaser relativ dazu rasterförmig verfahren wurde. Die hohe Positioniergenauigkeit des Scantisches von 0,2 nm ist notwendig, um fundamentale Eigenschaften der Faser zu untersuchen, so zum Beispiel die Reproduzierbarkeit der Scans, die Variationen der Kerngeometrien und die Abhängigkeit der Einkoppeleffizienz von der Faserpositionierung. Der entscheidende Nachteil eines solchen Scansystems ist die relativ geringe Scangeschwindigkeit, so dass großflächige Aufnahmen viel Zeit in Anspruch nehmen.

Das durch den verfahrbaren Tisch erzeugte Scanmuster auf der Faserfacette wird durch das kohärente Faserbündel an sein distales Ende übertragen, bevor es im Imaging-Setup für die Signalgenerierung optisch weiterverarbeitet wird. Aufgrund der langen Wechselwirkungsstrecke innerhalb der Faser, wo die Laserpulse weitgehend überlagert sind und sehr hohe Lichtintensitäten vorliegen, wird ein starkes, nichtresonantes Signal erzeugt. Dieses verlässt die Faser zusammen mit den Anregungslasern und befindet sich spektral exakt bei der Wellenlänge, wo auch das Raman-resonante Signal von der Probe erwartet wird. Es kann je nach Faserlänge um Größenordnungen intensiver sein als das generierte Probensignal. Abbildung 21 stellt qualitativ das Verhältnis von resonantem Probensignal und nichtresonantem Untergrund aus der Imagingfaser dar.

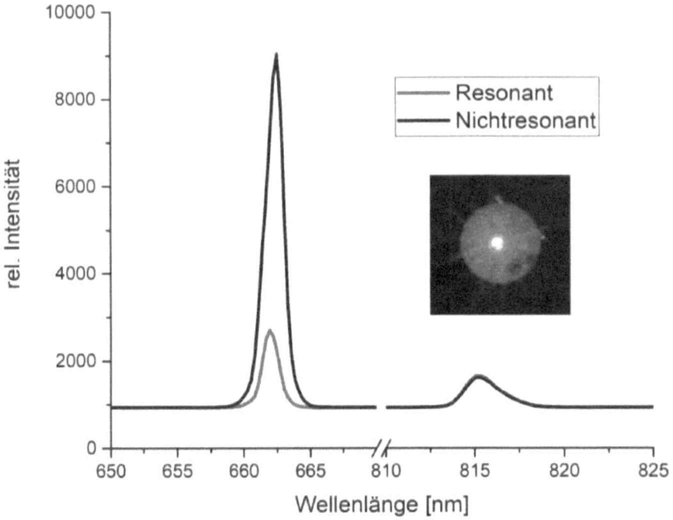

Abb. 21: Intensitätsunterschied zwischen Raman-resonantem Signal einer atherosklerotischen Hasenaorta (rot) und nichtresonantem Vier-Wellen-Mischsignal aus der Imagingfaser (schwarz). Beide Signale erscheinen bei ca. 662 nm und wurden mit einer Integrationszeit von einer Sekunde aufgenommen. Der nichtresonante Untergrund kann so intensiv sein, dass er mit bloßem Auge erkennbar ist (kleines Bild der Faserfacette). Trotz Laserfilter vor dem Spektrometer ist auch ein geringer Anteil des Pumplasers bei ca. 816 nm zu sehen.

Das Raman-resonante Signal in Abbildung 21 stammt von einer 200 µm dicken Gewebeprobe einer atherosklerotischen Hasenaorta [165] und wurde in Vorwärtsrichtung aufgenommen. Das heißt die Gewebeprobe wurde von einer Seite mit den Anregungslasern bestrahlt, während das CARS-Signal auf der anderen Seite mit einem Objektiv erfasst und mit einer Sammelfaser zum Spektrometer geführt wurde. Die Hasen aus dieser Tierstudie erhielten eine fettreiche Ernährung, so dass sich atherosklerotische Ablagerungen im Herz-Kreislauf-System ausbildeten. Diese Ablagerungen bestehen zum größten Teil aus Cholesterol und Triglyceriden, welche aufgrund ihrer symmetrischen CH_2-Streckschwingungen ein starkes CARS-Signal liefern. [171] Die Detektion von kardiovaskulären Veränderungen *in-vivo* ist zukünftig eine der potenziellen Anwendungen von multimodalen Fasersonden.

Für die Aufnahme des nichtresonanten Vier-Wellen-Mischsignals in Abbildung 21 wurden die Anregungslaser in die Imagingfaser mit einem Meter Länge eingekoppelt. Das nichtresonante Signal wurde anschließend mit einem Objektiv am Faserausgang eingesammelt und ebenfalls mit einer Sammelfaser zum Spektrometer geführt. Die Intensität des nichtresonanten Vier-Wellen-Mischsignals aus der Imagingfaser ist so hoch, dass das rote Leuchten deutlich am Faserausgang sichtbar ist. Möchte man nun die Imagingfaser zur Führung der Anregungslaser nutzen, muss dieses störende Licht unbedingt herausgefiltert werden bevor es die Probe trifft, da es ansonsten vom Raman-resonanten Signal nicht mehr zu unterscheiden ist. Aus diesem Grund kam ein Strahlteiler im Imaging-Setup zum Einsatz, welcher in Abbildung 22 zu sehen ist.

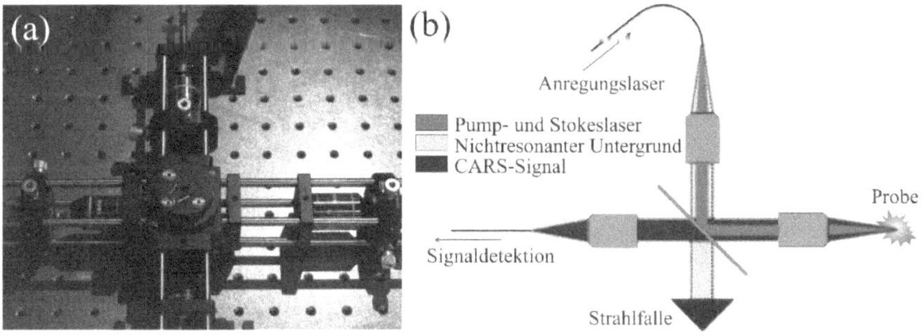

Abb. 22: Imaging-Setup (a). Schema mit Anregungspfad (rot), Signalpfad (blau) und Untergrundpfad (gelb). Der Strahlteiler ist in grün dargestellt, er separiert das Untergrundsignal von den Anregungslasern und lässt das Probensignal zur Sammeloptik in Richtung Detektions-Setup passieren (b).

Die Anregungslaser werden entsprechend des Scanmusters durch die Imagingfaser geführt und anschließend durch zwei Mikroskopobjektive in einer 1:1-Abbildung auf die Probe fokussiert. Im Fokus entsteht also ein Abbild der Faserfacette mit den einzelnen Kernen als Punktquellen für die Anregung. Zuvor muss jedoch der nichtresonante Untergrund aus der Faser entfernt werden, aus diesem Grund wird ein Strahlteiler im 45°-Winkel in den Strahlengang platziert. Dieser lenkt durch die Filterkante bei ca. 700 nm die Anregungslaser im 90°-Winkel auf die Probe, lässt den störenden Untergrund jedoch in Richtung einer Strahlfalle passieren. Gleichzeitig sorgt er dafür, dass das Probensignal in Richtung der Sammeloptik propagieren kann, wo es durch ein weiteres

Mikroskopobjektiv in eine 600 µm große Sammelfaser (FT600EMT, Thorlabs) eingekoppelt und zum Detektor geführt wird. Die Signaldetektion mit einem CCD-Spektrometer limitiert die Scangeschwindigkeit zwar drastisch im Vergleich zu Photovervielfachern, allerdings wurde dies in den ersten Versuchen zugunsten eines höheren Informationsgehaltes in Kauf genommen. So hat man bei vollwertigen Spektren die Möglichkeit, unerwünschte Effekte wie beispielsweise Störsignale oder die nichtlineare Selbstphasenmodulation (SPM) der Anregungspulse besser zu untersuchen. Alle im Imaging-Setup verwendeten Mikroskopobjektive waren UPLFLN 10x von Olympus, mit einer NA von 0,3 und einem Arbeitsabstand von 10 mm.

In einem ersten Versuch wurde die mikrostrukturierte COC-Probe gescannt und für jeden Scanpunkt ein komplettes Spektrum im sichtbaren Bereich aufgezeichnet. Die integrierte Signalintensität bei 662 nm wurde daraufhin mit Hilfe einer in Labview implementierten Software in Pixelintensitäten umgerechnet und als Scanbild visualisiert. Um die importierten Spektren in ein Bild umzuwandeln sind vorbereitende Prozessschritte notwendig: zunächst wurde jedes einzelne Spektrum mit einem Medianfilter geglättet um das Signal-zu-Rausch-Verhältnis zu erhöhen, ohne den Formfaktor des Spektrums signifikant zu ändern. [172] Daraufhin wurde ein Gauß-Fit über dem Signal erzeugt und die Fläche darunter integriert. Zusätzlich wurde die Amplitude des Hintergrundsignals bestimmt und vom Gesamtspektrum subtrahiert, indem Wellenlängenbereiche um das CARS-Signal herum gemittelt wurden (z.B. 620 – 650 nm und 670 – 700 nm). Die Integration des Peaks erwies sich als robuster und zeigte ein höheres Signal-zu-Rausch-Verhältnis verglichen mit einer einfachen Ermittlung der Peakmaxima. Schließlich wurden die Werte der einzelnen Signalintegrale direkt in Pixelintensitäten bzw. ein Graustufenbild übersetzt.

Abbildung 23 zeigt ein solches Scanbild einer COC-Probe im Vergleich zu einer CARS-Aufnahme mit einem konventionellen Laser-Scanning-Mikroskop. Des Weiteren ist die Benutzeroberfläche der verwendeten Software zu sehen, welche eine Eingabe des zu integrierenden Signalbereiches erfordert. Außerdem ist eine Untergrundkompensation möglich, wodurch der Intensitäts-Offset bei der Signalwellenlänge korrigiert wird.

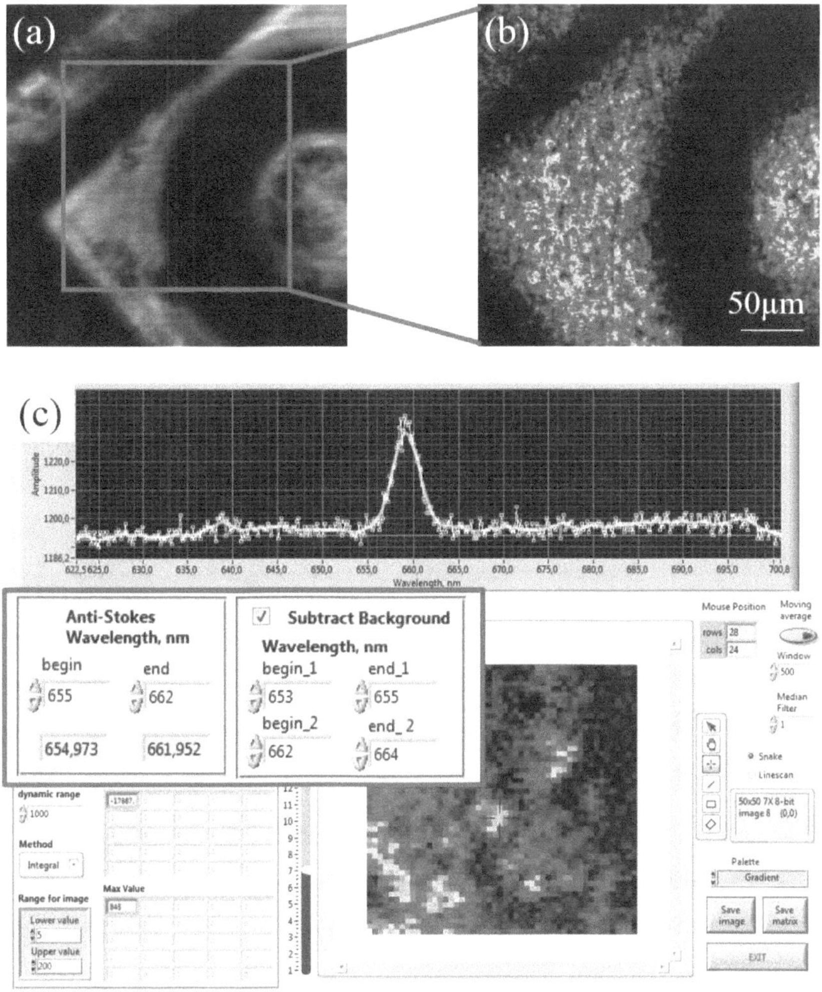

Abb. 23: CARS-Bilder einer mikrostrukturierten COC-Probe. Aufnahme mit einem konventionellen LSM (a), Aufnahme durch die Imagingfaser (b) und Software-Oberfläche zur Bildgenerierung aus den aufgenommenen Spektren (c). Benutzerdefinierte Eingaben zum integrierbaren Wellenlängenbereich und zur Untergrundkorrektur sind hervorgehoben. [165] (Copyright Wiley-VCH Verlag GmbH & Co. KGaA. Reproduced with permission.)

Die Scandauer der COC-Probe betrug bei einer Verweilzeit von ca. 13 ms pro Pixel mehrere Minuten für eine zusammenhängende Einzelaufnahme mit einer Fläche von ca. 63 x 63 µm² und einer Auflösung von 50 x 50 Pixeln, wobei das gezeigte Bild aus 25 Einzelbildern zusammengesetzt ist. Die Gesamtfläche von ca. 0,1 mm² konnte somit in weniger als 14 Minuten gescannt werden, im Vergleich dazu benötigt man bei gleicher Scangröße einige wenige Sekunden für die LSM-Aufnahme. Deutlich sichtbar ist die pixelierte Struktur des CARS-Bildes, welche durch die Imagingfaser hervorgerufen wird. Die Gesamtleistung der Anregungslaser betrug in diesem Versuch 80 mW mit einer Pulsenergie von weniger als 1 nJ pro Puls, sowohl für Pump- als auch für Stokeslaser. Dies liegt deutlich unterhalb der Zerstörschwelle von biologischem Gewebe. [46, 68]

Bevor weitere Untersuchungen angestellt wurden, ist der Strahlteiler im Imaging-Setup durch einen Langpassfilter (LP02-830RE, Semrock) ersetzt worden. Dieser lässt die Anregungslaser passieren und lenkt das Probensignal und den nichtresonanten Untergrund im 90°-Winkel ab. Das heißt die Positionen der Probe und der Strahlfalle sind vertauscht, ansonsten blieb das Setup unverändert. Abbildung 24 veranschaulicht das modifizierte Imaging-Setup.

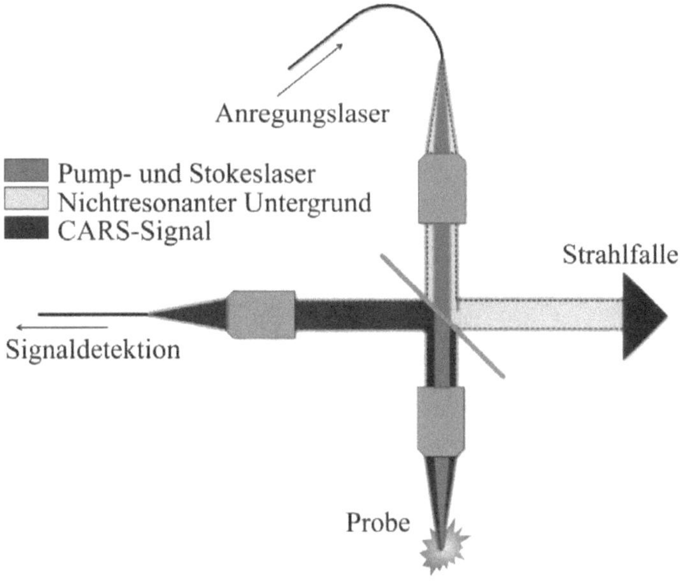

Abb. 24: Modifiziertes Imaging-Setup, bei dem die Positionen der Probe und des Strahlteilers vertauscht sind. Der Langpassfilter ist in grün dargestellt.

Der Grund für diese Modifikation ist ein verbessertes Signal-zu-Rausch-Verhältnis, da der Langpassfilter mit einer OD-Zahl von 7 den nichtresonanten Untergrund wesentlich besser von den Anregungslasern trennt als der zuvor verwendete Strahlteiler. Gleichzeitig hat der Filter eine hohe Transmission bei den Anregungswellenlängen, so dass der

Leistungsverlust geringer ausfällt als durch Reflexion am Strahlteiler. Die Filtercharakteristik des Langpassfilters wird in Kapitel 3.4 genauer erläutert.

Um eine Anwendbarkeit der Imagingfaser für die biologische Bildgebung zu demonstrieren, wurden als nächstes 200 µm dicke Schnitte einer Hasenaorta mit atherosklerotischen Plaque-Ablagerungen untersucht. Diese bestehen hauptsächlich aus Cholesterol und Triglyceriden, welche wiederum einen hohen Anteil an Methylengruppen aufweisen. Dadurch zeigen die Ablagerungen einen hohen Kontrast in CARS-Aufnahmen, was für potenzielle, endoskopische Anwendungen in lebenden Organismen von Interesse ist. Abbildung 25 zeigt Ausschnitte von CARS-Aufnahmen der Aorta durch die Imagingfaser, im Hintergrund ist eine LSM-Aufnahme derselben Aorta zu sehen.

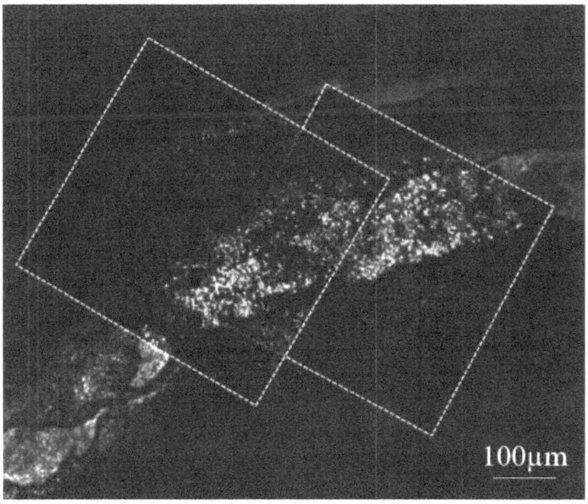

Abb. 25: CARS-Aufnahmen einer Hasenaorta mit atherosklerotischen Plaques (weiß). Innerhalb der gestrichelten Rahmen ist das CARS-Signal durch die Imagingfaser aufgenommen, außerhalb ist eine LSM-Aufnahme derselben Aorta zu sehen. [165] (Copyright Wiley-VCH Verlag GmbH & Co. KGaA. Reproduced with permission.)

Für die beiden Scanfelder mit einer Fläche von jeweils ca. 0,2 mm^2 wurden über 200.000 Spektren aufgenommen, die nachträglich ausgewertet und visualisiert wurden. Die Verweilzeit pro Pixel betrug in diesem Fall ca. 120 ms, so dass eine Scanzeit von insgesamt mehr als vier Stunden zustande kam. Es konnte gezeigt werden, dass die entstandenen CARS-Bilder sehr gut mit den Vergleichsbildern durch ein konventionelles LSM übereinstimmen. Die Struktur und der Formfaktor der Gewebeprobe werden durch die Imagingfaser gut dargestellt. Lediglich die pixelierte Struktur der Aufnahmen und die deutlich längere Aufnahmezeit stellten Herausforderungen dar, die es zu bewältigen galt. Limitierende Faktoren waren vor allem der Positioniertisch und das Spektrometer zur Signaldetektion. Durch die Verwendung von schnellen Scanspiegeln zur Abrasterung der Faserfacette, anstelle des eher trägen Positioniertisches, kann der Scanvorgang beschleunigt werden. Weiterhin kann das Spektrometer durch wesentlich empfindlichere und schnellere Photovervielfacher ersetzt werden, zumal ohnehin nicht das gesamte Spektrum von Interesse ist, sondern nur der schmalbandige Bereich, wo die nichtlinearen Signale erwartet werden.

Abbildung 26 zeigt CARS-Aufnahmen einer COC-Probe und einer Hautprobe [153], wobei hier die Anregungslaser mit Hilfe schneller Scanspiegel in einem LSM über die Faserfacette der Imagingfaser gescannt wurden. Die Signaldetektion erfolgte in diesem Fall nicht mehr mit einem Spektrometer, sondern mit einem wesentlich empfindlicheren und schnelleren Photovervielfacher.

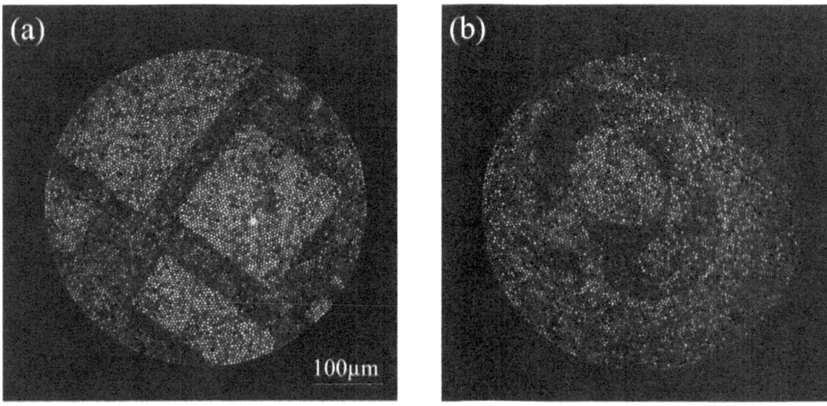

Abb. 26: CARS-Aufnahmen einer COC-Probe (a) und einer Hautprobe (b) unter Verwendung der Imagingfaser. Die Abrasterung der Faserfacette mit den Anregungslasern erfolgte in einem LSM, das CARS-Signal wurde mit einem Photovervielfacher detektiert.

Die Aufnahmezeit konnte mit diesen Systemänderungen drastisch von mehreren Stunden auf einige Sekunden für eine Fläche von ca. 0,16 mm^2 reduziert werden. Als vorrangiges Ziel war nun die Miniaturisierung des Aufbaus zu einer kompakten, endoskopischen Sonde gegeben, welche im folgenden Kapitel näher beschrieben wird.

4.3 Miniaturisierung des Imaging-Setups

Bei der Konzeption des miniaturisierten Imaging-Setups stand im Vordergrund, dass das resultierende Sondendesign mehrere Aufgaben übernehmen sollte: Kollimation und Fokussierung der Anregungslaser aus der Imagingfaser, Filterung des nichtresonanten Untergrundes und Signalsammlung durch eine separate Sammelfaser. Die größte Herausforderung bei der Konzipierung einer Fasersonde für nichtlineare, spektroskopische Anwendungen ist die Erzeugung eines untergrundfreien CARS-Signals und eine effiziente, rückwärtige Signalsammlung. Hier ist die zeitliche und räumliche Überlagerung der beiden Anregungspulse in-situ von entscheidender Bedeutung. Aus diesem Grund kamen für die Strahlformung kompakte GRIN-Linsen (Gradienten-Index-Linsen) zum Einsatz, welche speziell für diese Anwendung angefertigt wurden. Um die optische Performance zu optimieren wurde ein diffraktives optisches Element (DOE) in den Strahlengang platziert. Dieses soll chromatische und sphärische Aberrationen kompensieren, die von den GRIN-Linsen hervorgerufen werden. Dadurch wird sichergestellt, dass die Pump- und Stokes-Laserpulse nicht nur zeitlich, sondern auch räumlich überlagert sind. Die GRIN-Linsen und das DOE wurden so gewählt, dass der Arbeitsabstand der Sonde ca. 190 µm beträgt, wobei 170 µm davon Glas ist und 20 µm Wasser. Diese Optimierung kommt aus der Forderung, dass ein 170 µm dickes Deckglas zwischen Sonde und Probe eingesetzt werden soll, um die exponierte Oberfläche der letzten GRIN-Linse vor direktem Probenkontakt zu schützen. Bei Verwendung des Deckglases zwischen Sonde und Probe soll somit eine Fokustiefe von ungefähr 20 µm in wasserhaltigem Gewebe erreicht werden. Abbildung 27 (a) veranschaulicht den schematischen Aufbau der Sonde mit der Imagingfaser (schwarz), GRIN-Linsen (grau), Langpassfilter (orange; LP02-830, Semrock), DOE (blau-weiß), Prismenspiegel (blau) und Sammelfaser (blau mit schwarzer Umrandung; FT600EMT, Thorlabs). Der Strahlengang entspricht dem modifizierten Imaging-Setup aus Abbildung 24, mit einer zusätzlichen Faltung des Sammelpfades durch den Prismenspiegel. Der Gesamtdurchmesser des in Stahl gehausten Sondenkopfes beträgt 8 mm.

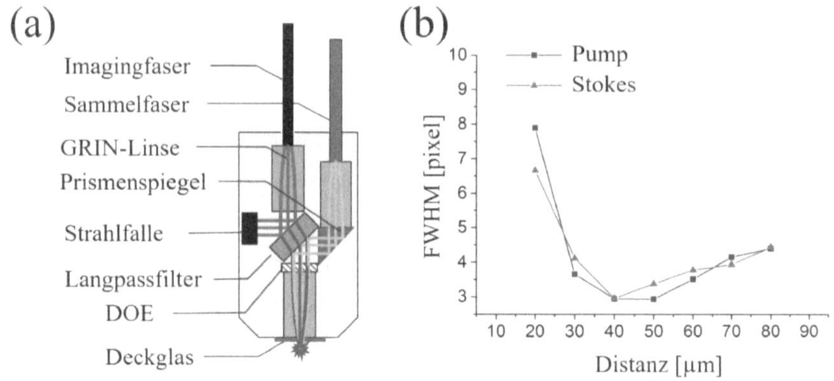

Abb. 27: Schematischer Aufbau der Sonde (a) und Vergleich der Strahlgeometrien von Pump- und Stokes-Strahlen im Fokusbereich (b). [153] (Copyright OSA Publishing. Reproduced with permission.)

In Abbildung 27 (b) ist ein Vergleich der Fokusdurchmesser und -positionen zwischen Pump- und Stokes-Strahl dargestellt, wobei die Foki auf einen verfahrbaren Kamerasensor abgebildet wurden. Die Anregungslaser wurden in einen zentralen Kern mittleren Durchmessers der Imagingfaser eingekoppelt und nach Propagation durch die Sonde mit zwei apochromatischen Objektiven kollimiert und fokussiert (M Plan Apo NIR 20x, Mitutoyo). Die Bestimmung der lateralen Halbwertsbreite der zwei Laserfoki erfolgte durch eine CCD-Kamera (DMK 23U445, The Imaging Source). Man erkennt, dass beide Strahlen an derselben Position (ca. 45 µm) einen minimalen Strahlradius aufweisen und auch sonst in ihren Dimensionen übereinstimmen. Das bedeutet, dass das DOE im Strahlengang korrekt konzipiert ist. Im Vergleich dazu wurde bei Verwendung der unkorrigierten Objektive im makroskopischen Imaging-Setup (Abbildung 22) aufgrund von chromatischen Aberrationen ein longitudinaler Fokusversatz von ca. 20 µm festgestellt, was sich deutlich in der Effizienz der CARS-Generierung niedergeschlagen hat. Simulationen mit der Raytracing-Software Zemax haben ergeben, dass ohne den Einsatz eines DOE im Strahlengang ähnliche Größenordnungen für chromatische Fehler mit der Sonde erreicht werden. Das DOE erfüllt hier jedoch nicht nur den Zweck der Farbkorrektur, auch sphärische Aberrationen werden durch seinen Einsatz minimiert.

In Abbildung 27 (b) fällt auf, dass sich bei beiden Kurven die Steigungen vor und nach einer Distanz von 45 µm unterscheiden. Das bedeutet, dass der Strahlkonus vor und nach dem Fokus nicht symmetrisch ist, bzw. scheint die numerische Apertur unterschiedlich zu sein, je nachdem von welcher Seite man sich dem Fokus nähert. Dieser Effekt wird sehr wahrscheinlich durch unerwünschte, diffraktive Effekte bedingt, welche jedoch nicht zwangsläufig einen entscheidenden Einfluss auf die Performance der Sonde haben müssen. Es ist beispielsweise denkbar, dass ein geringer Anteil der Lichtleistung in Beugungsringen zu finden ist, was die Strahlvermessung mit einer CCD verfälschen kann. Außerdem wurde in diesem Fall kein Deckglas vor der Sonde verwendet, was ebenfalls Einfluss auf die Strahlgeometrie haben kann. Die anormale Strahlgeometrie durch die Fasersonde ist besonders gut in Abbildung 28 zu sehen. Dargestellt sind qualitativ dreidimensionale Strahlprofile im Fokus bei Verwendung der Imagingfaser mit zwei Mikroskopobjektiven (a) und bei Verwendung der Sonde (b). Zugunsten der besseren Sichtbarkeit wurden die Profile entlang der optischen Achse gedehnt, so dass keine Rückschlüsse auf die tatsächlichen Strahlgeometrien oder die numerische Apertur möglich sind.

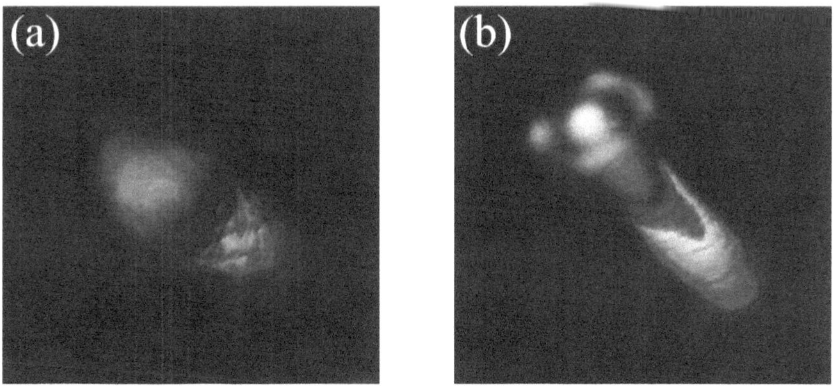

Abb. 28: Qualitative Darstellung der Laserfoki bei 850 nm unter Verwendung der Imagingfaser und zwei identische Mikroskopobjektive (a) und der Sonde (b). Während das linke Strahlprofil symmetrisch erscheint, ist es im rechten Bild abgeflacht und mögliche Beugungseffekte sind deutlich erkennbar.

Alle im Sondenkopf eingesetzten GRIN-Linsen wurden durch einen thermalen Silberionen-Austauschprozess hergestellt und haben einen Durchmesser von 1,8 mm. Sie sind mit einer Pitchlänge von 4,156 mm als ¼ - Pitch-Linsen bei 670 nm konzipiert, das heißt eine Punktquelle auf der Eintrittsfläche der Linse wird im Unendlichen abgebildet (Kollimation). Um die gewünschte Abbildung bei den Anregungswellenlängen zu gewährleisten beträgt die geometrische Länge der Linsen 4,047 mm. Das radiale Indexprofil der GRIN-Linsen weicht stark von der üblichen Parabelform ab, stattdessen folgt es dem Verlauf eines Sekans hyperbolicus: $n(r) = n_0 \cdot \mathrm{sech}(g \cdot r)$. Dabei ist n_0 der Brechungsindex auf der optischen Achse der Linse, g ist die geometrische Gradientenkonstante, welche die Steilheit des Indexgradienten charakterisiert, und r ist der Linsenradius. Numerische Simulationen mit ZEMAX ergeben eine numerische Apertur der Linsen von in etwa 0,5. Durch die wesentlich kleiner NA der Imagingfaser ergibt sich jedoch letztendlich für die Sonde eine numerische Apertur von ungefähr 0,36.

Während der ersten Experimente mit der Fasersonde wurden Abschattungseffekte in den aufgenommenen Bildern zum Rand des Bildfeldes deutlich. Dies betrifft nicht ausschließlich die gesammelten Signale, das Vignetting ist bereits sowohl bei der Pump- als auch bei der Stokeswellenlänge sichtbar. Um den Effekt zu untersuchen, wurde der Anregungs-Strahlengang aus der Sonde extern nachgebaut, um verschiedene Anordnungen von GRIN-Linsen mit DOE zu testen. Das proximale Ende der Imagingfaser wurde homogen mit kollimiertem Laserlicht beleuchtet, so dass Licht in alle Kerne gleichzeitig eingekoppelt wurde. Das distale Ende der Faser wurde mittig vor die erste GRIN-Linse platziert. Die optischen Abbildungen wurden anschließend unter Verwendung zweier Mikroskopobjektive mit einer CCD-Kamera aufgezeichnet. In Abbildung 29 sind zwei unterschiedliche Konfigurationen der GRIN-Linsen mit integriertem DOE und die dazugehörigen Kamerabilder zu sehen.

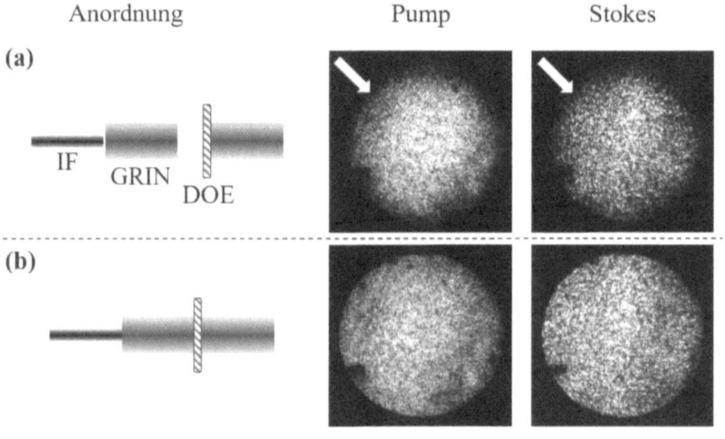

Abb. 29: Abhängig vom Abstand der beiden GRIN-Linsen zueinander verändert sich das Bild der CCD-Kamera. (a) In der Originalkonfiguration ist eine Abnahme der Strahlintensität zum Rand der Imagingfaser zu erkennen (siehe weiße Pfeile). (b) Bringt man die GRIN-Linsen näher zusammen, so verschwindet das Vignetting nahezu vollständig. [153] (Copyright OSA Publishing. Reproduced with permission.)

Abhängig vom Abstand der GRIN-Linsen zueinander ist die Abschattung stark ausgeprägt bzw. nicht zu sehen (siehe weiße Pfeile bei Anordnung (a)). Anordnung (a) entspricht dabei der Konfiguration aus dem Anregungsstrahlengang im Sondenkopf, jedoch ohne Langpassfilter zwischen den Linsen. Die eingestellte Entfernung zwischen den beiden GRIN-Linsen ergibt sich zwangsläufig aus den minimalen Platzanforderungen für das DOE und den im 45°-Winkel angeordneten Filter (siehe Abbildung 27). In dieser Konfiguration ist die Abschattung zum Rand der Faser deutlich sichtbar. Ein anderes Bild zeigt sich bei direktem Kontakt zwischen den beiden GRIN-Linsen, wie in Konfiguration (b) dargestellt ist. Hier ist keine Abschattung in den Abbildungen sichtbar, so dass ein homogeneres Bild von der Beleuchtung der einzelnen Faserkerne entsteht. Daraus lässt sich schließen, dass die laterale Ausdehnung der Imagingfaser in Kombination mit der hohen NA zu groß für die verwendeten Linsendurchmesser ist. Während die erste GRIN-Linse noch den gesamten Lichtkonus aus der Imagingfaser erfasst und kollimiert, ist die zweite Linse nicht in der Lage die kollimierten off-axis-Randstrahlen einzufangen und zu fokussieren. Der Grund liegt darin, dass Punktquellen außerhalb der optischen Achse unter einem Winkel zu dieser kollimiert werden.

Ein Schema von on- und off-axis-Strahlen in Kombination mit der Imagingfaser und zwei GRIN-Linsen ist in Abbildung 30 (a) zu sehen. Der mit einem roten Kreis markierte Bereich zeigt diejenigen off-axis-Strahlen, die aufgrund der Distanz der beiden GRIN-Linsen nicht mehr erfasst werden können und verloren gehen. Abbildung 30 (b) zeigt das CARS-Bild einer strukturierten COC-Probe, auf dem der Abschattungseffekt deutlich zu sehen ist.

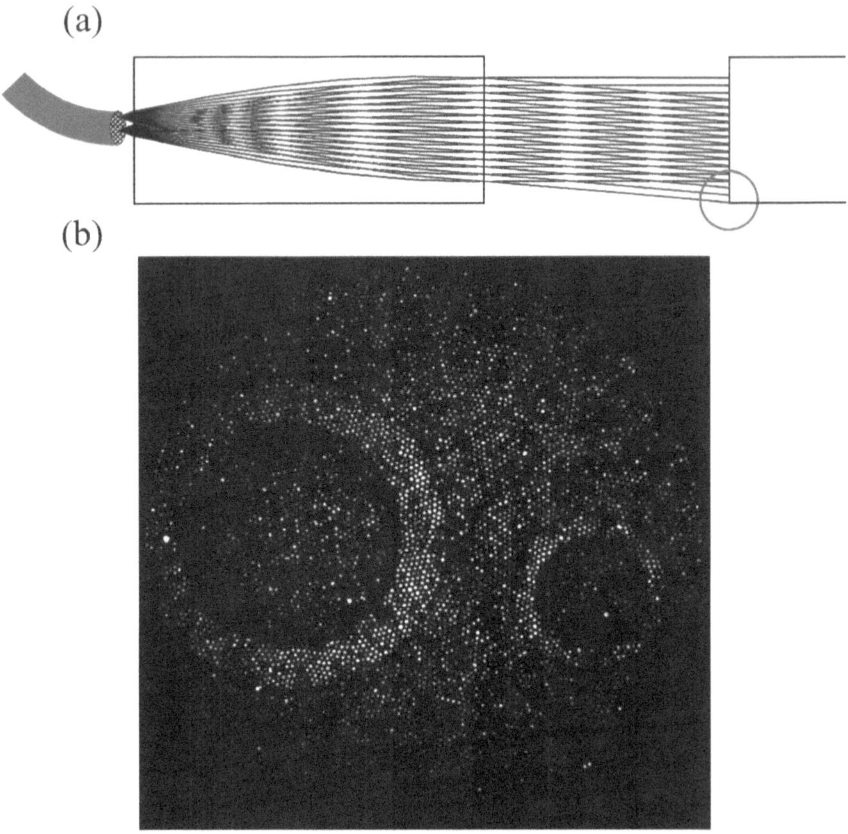

Abb. 30: Abschattungseffekt durch Beschneiden der kollimierten off-axis-Strahlen (rot) an der zweiten GRIN-Linse. Strahlen, die in den äußersten Rand der GRIN-Linse und dazu noch unter einem Winkel eintreffen, können nicht mehr erfasst werden und gehen verloren (roter Kreis). Die on-axis-Strahlen (blau) werden vollständig eingesammelt (a). Zu sehen ist ein CARS-Bild der strukturierten COC-Probe, mit sichtbarem Intensitätsabfall zum Rand des Bildfeldes hin (b).

Das bedeutet, dass kollimierte off-axis-Strahlen mit zunehmendem Abstand immer weiter von der optischen Achse entfernt sind, so dass sie irgendwann die kritische Eintrittsapertur der zweiten GRIN-Linse überschreiten. Der Abschattungseffekt ist somit proportional zum Abstand zwischen den beiden GRIN-Linsen. Es gibt zwei Möglichkeiten, diesem Effekt entgegenzuwirken. Zum einen kann man den lateralen Durchmesser der GRIN-Linsen erhöhen, dieser ist jedoch durch den Diffusionsprozess während der Linsenherstellung limitiert. Zum anderen kann man den Indexgradienten in den Linsen durch Erhöhung der Dotierung steiler machen. Dadurch senkt man jedoch gleichzeitig die numerische Apertur der Linse und steigert die Abbildungsfehler, was für die Anregungs- und Sammeleffizienz der Fasersonde von Nachteil wäre. Eine alternative Möglichkeit besteht darin, die Dicke des Langpassfilters zu reduzieren, um den Abstand zwischen den beiden GRIN-Linsen zu verkleinern. Der eingebaute Filter hat eine Dicke von 2 mm und eine Kantenlänge von 2,4 mm. Durch die Positionierung im 45°-Winkel erhöht sich der notwendige Platz zwischen den Linsen auf 3,2 mm. Bei Verwendung eines Filters mit der halben Dicke kann dieser Wert auf 2,4 mm gesenkt werden, dies entspricht einer Verringerung um etwa 25 %. Dadurch wird die Vignettierung zwar nicht vollständig eliminiert werden können, jedoch geht bei Betrachtung von nichtlinearen Effekten eine Erhöhung der Anregungsleistung stets mit einer überproportionalen Erhöhung der Signalintensität einher.

Zu Testzwecken wurden beide Linsenkonfigurationen aus Abbildung 29 auch mit bewusst falscher Positionierung des DOE durchgeführt. Durch die Anordnung GRIN – GRIN – DOE befindet es sich nicht mehr zwischen den beiden GRIN-Linsen und verliert seine korrigierenden Eigenschaften, da es ausschließlich für einen Einsatz im kollimierten Strahlengang konzipiert wurde. Das Resultat war unverändert und analog zu den vorherigen Experimenten, was das DOE als Mitursache für die Abschattung ausschließt. Allerdings wurde bei diesen Konfigurationen ein Versatz der Foki von Pump- und Stokeslaser festgestellt, welcher sich mit ca. 30 µm in der von Zemax-Simulationen vorhergesagten Größenordnung befindet. Dieses Ergebnis zeigt, dass eine diffraktive Korrektur der Abbildungsfehler durch die GRIN-Linsen zwingend notwendig ist.

Im Gegensatz zum vorherigen Ansatz erfolgte die Einkopplung bzw. das Scannen der Faserfacette mit den Anregungslasern nicht durch einen verfahrbaren Positioniertisch, sondern durch schnelle Scanspiegel. Dadurch waren wesentlich höhere Scanraten möglich als zuvor. Außerdem wurde das Spektrometer durch empfindliche Photovervielfacher ersetzt, wodurch die Integrationszeit pro Scanpunkt drastisch reduziert werden konnte. Es wurden zwei weitere Modalitäten integriert, zusätzlich zu CARS konnten nun auch SHG und TPEF detektiert werden. Diese beiden Modalitäten erhält man ohne viel Mehraufwand zusätzlich, wenn man CARS-Spektroskopie betreibt, sie müssen lediglich spektral voneinander getrennt und separat detektiert werden. Dafür wurde eine Detektionseinheit bestehend aus drei Filtern mit jeweils einem PMT für jede Signalmodalität konstruiert. Mit diesem Gesamtsystem war es nun möglich, deutlich schnellere Aufnahmen mit einer Bildwiederholrate von bis zu 1 Hz bei Ausnutzung des gesamten Bildfeldes der Imagingfaser zu machen. Für die Generierung des SHG-Signals wurde der Stokes-Laser gewählt, so dass bei einer Fundamentalwellenlänge von 1064 nm ein SHG-Signal bei 532 erscheint. Der Pump-Laser wurde für die Erzeugung von TPEF genutzt, da Autofluorophore im Gewebe vor allem durch UV- und blaue Spektralbereiche angeregt werden können. Da die Pumpwellenlänge bei 816 nm liegt, war ein TPEF-Signal bei ca. 450 – 550 nm zu erwarten. Entsprechend wurden die Filter vor den Photovervielfachern in der Detektionseinheit gewählt. Abbildung 31 stellt die Funktionsweise der Signalsammlung und den realen Einsatz der handgehaltenen Sonde an einer COC-Probe dar.

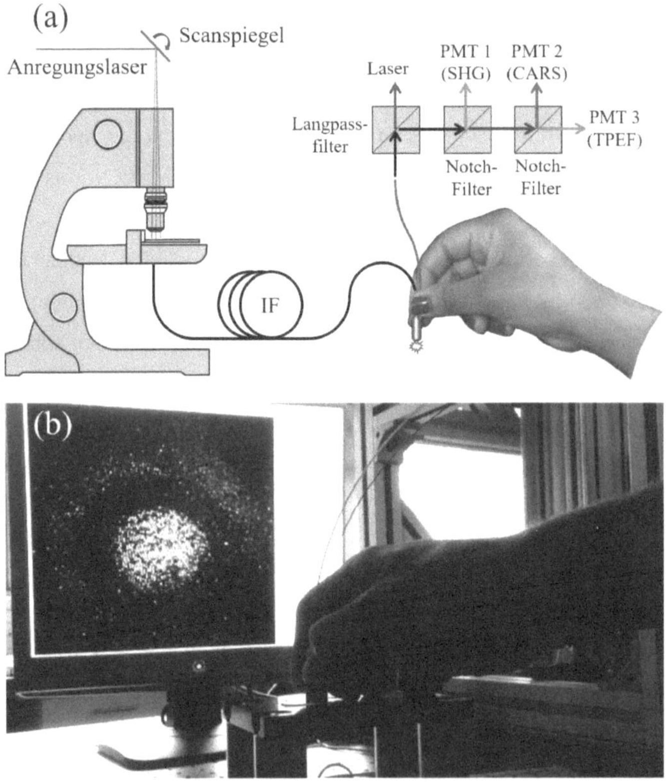

Abb. 31: Schematische Darstellung der Lasereinkopplung und Signalsammlung. Zunächst wird mit einem Langpassfilter verbleibendes Störlicht der Anregungslaser herausgefiltert. Daraufhin reflektieren zwei hintereinanderliegende Notch-Filter die SHG- und CARS-Signale in den ersten und zweiten PMT, der restliche Spektralbereich wird als TPEF-Signal zum dritten PMT transmittiert (a). Auf dem Monitor ist das CARS-Bild einer COC-Probe zu sehen, wobei die Sonde manuell über der Probe verfahren wurde (b). [153] (Copyright OSA Publishing. Reproduced with permission.)

Nach Einkopplung der Anregungslaser in die Imagingfaser werden diese im Sondenkopf kollimiert und auf die Probe fokussiert. Die generierten Signale werden rückwärtig durch die Sonde gesammelt und in eine Sammelfaser eingekoppelt. Anschließend wird das Signallicht am anderen Ende der Sammelfaser ausgekoppelt und kollimiert, bevor es in das Detektionssetup geführt wird. Dort wird zunächst an einem Langpassfilter (BLP01-830, Semrock) eventuell vorhandenes Störlicht der Anregungslaser herausgefiltert. An einem zweiten Filter (NFD01-532, Semrock) wird das SHG-Signal bei 532 nm mit einer spektralen Breite von 30 nm aus dem Strahlengang extrahiert und zu einem Photovervielfacher geführt. Am letzten Filter (ZT 656 DCRB, AHF Analysentechnik) wird das CARS-Signal aus dem Strahlengang extrahiert. Der Filter reflektiert dabei eine spektrale Breite von 25 nm um 656 nm herum in einen weiteren Photovervielfacher. Das verbliebene Spektrum im Strahlengang wird durch einen Bandpassfilter mit 200 nm Breite um 550 nm gefiltert, bevor es als TPEF-Signal auf einen dritten Photovervielfacher trifft. Der Bandpassfilter ist notwendig, um beispielsweise das SHG-Signal zu unterdrücken, welches vom Pumplaser bei 408 nm erzeugt wird. Die drei Photovervielfacher detektieren also jeweils eine nichtlineare Modalität, wobei die Ausleserate der Detektoren von den Galvospiegeln im Laser-Scanning-Mikroskop getriggert wird. Die Signale werden von den Photovervielfachern in Form eines Verstärkerstroms zur Datenprozessierung an eine Mehrkanal-Elektronik ausgegeben, bevor sie durch eine spezielle Software weiterverarbeitet und auf einer Nutzeroberfläche in Form von Intensitätsbildern in Graustufen angezeigt werden.

Im Folgenden wurden Dünnschnitte von menschlichen Hautproben und frische Organproben untersucht, um die Performance der Fasersonde zu evaluieren und mit konventionellen LSM-Bildern zu vergleichen.

4.4 Untersuchung von biologischen Proben

Bei den ersten Experimenten wurde eine 20 µm dicke, menschliche Hautprobe untersucht, welche unter anderem Lipide, Bindegewebe, Kollagene, Nervenenden und Blutgefäße enthält. Die verwendeten Gewebeproben wurden bei plastischen Eingriffen unter Einhaltung eines Ethikprotokolls der Ethikkommission an der Charité Universitätsklinik in Berlin gesammelt. [52] Die Sonde wurde dazu in einem positionierbaren, mechanischen Aufbau fixiert und in Kontakt mit der zu untersuchenden Probe gebracht. Diese befand sich auf einem Objektträger, welcher wiederum über einen x/y-Positioniertisch in zwei Achsen verfahrbar war. Die Justage zwischen Sonde und Probe in z-Richtung erfolgte über ein präzise ansteuerbares Schneckengetriebe, dadurch wurde eine sichere Auflage zwischen Sonde, Deckglas und Probe gewährleistet. Durch die Translationsfreiheitsgrade in x- und y-Richtung konnten mosaikförmige, großflächige Aufnahmen der Gewebeprobe gemacht werden. Abbildung 32 zeigt die tatsächliche Einkopplung der Anregungslaser am proximalen Faserende und die Probenuntersuchung am distalen Sondenkopf.

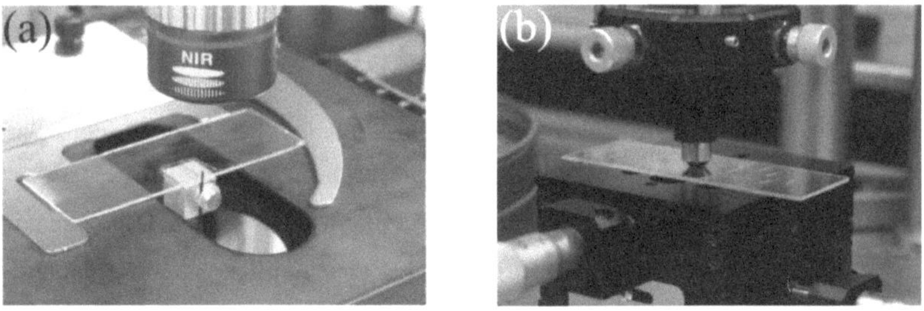

Abb. 32: Einkopplung der Anregungslaser in die Imagingfaser durch ein Laser-Scanning-Mikroskop (a) und Probenuntersuchung mit der Sonde (b).

Die verwendete Scansoftware des Laser-Scanning-Mikroskops wurde hauptsächlich in zwei Konfigurationen verwendet. Für hochauflösende Aufnahmen wurde eine Dauer von ca. 10 Sekunden pro Scan gewählt, mit einer Auflösung von 1 – 4 MPixeln und einer Integrationszeit von 4 – 8 µs pro Pixel. Für Justageprozeduren und schnelle Orientierungsscans wurden die Auflösung und die Integrationszeit drastisch reduziert, so dass eine Scanrate von etwa einem Bild pro Sekunde erreicht werden konnte. Die hohe Scanauflösung resultiert in einer „Überabtastung" der Kerngeometrie, ist jedoch notwendig um sicherzustellen, dass jeder einzelne Kern der Imagingfaser während eines Scans ausgeleuchtet wird und zumindest einen Bildpunkt erzeugt. Zunächst wurde die gesamte Faserfacette mit einer Fläche von etwa 500 x 500 μm^2 gescannt, für eine höhere Bildqualität wurde diese jedoch auf etwa 300 x 300 μm^2 reduziert. Dadurch konnte vermieden werden, dass der Faserrand und damit die Abschattungseffekte in die Bilderzeugung einfließen. Vor jedem Gewebescan wurde das System mit der in Kapitel 3.2 beschriebenen COC-Probe justiert, insbesondere die örtliche und zeitliche Strahlüberlagerung für die CARS-Erzeugung wurden hierbei optimiert. Die beiden anderen Modalitäten, SHG und TPEF, waren von moderaten Änderungen im Strahlengang nur unwesentlich betroffen.

Abbildung 33 zeigt eine multimodale Aufnahme der Hautprobe mit CARS (rot), SHG (blau) und TPEF (grün). Die selbe Probe wurde zum Vergleich sowohl mit der Sonde als auch mit einem konventionellen LSM untersucht. Das Sondenbild ist aus neun Einzelbildern zusammengesetzt, was in einer Aufnahmezeit von weniger als zwei Minuten resultiert. Die einzelnen Modalitäten konnten mit dem beschriebenen Detektionsaufbau simultan aufgenommen werden.

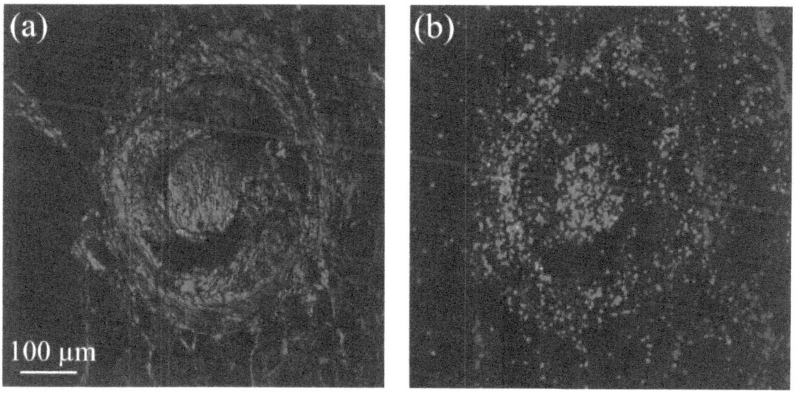

Abb. 33: Vergleich der Multimodalbilder einer Hautprobe mit CARS (rot), SHG (blau) und TPEF (grün). Links: Aufnahme mit einem konventionellen LSM. Rechts: Aus neun Einzelbildern zusammengesetzte Aufnahme mit der Sonde. [153] (Copyright OSA Publishing. Reproduced with permission.)

Die Sonde wurde dabei nach jeder Einzelaufnahme um 300 µm in einer Achse bewegt, so dass eine mosaikförmige Gesamtaufnahme entstand. In der Nachbearbeitung wurden die Modalitäten den Farben Rot für CARS, Grün für TPEF und Blau für SHG zugeordnet und die eingefärbten Einzelbilder zu einem Gesamtbild kombiniert. Die Intensitätshistogramme und Farblevel beider Aufnahmen aus Abbildung 33 wurden des Weiteren normalisiert, um den Kontrast und Dynamikumfang zu verbessern. Zusätzlich wurden die Sondenbilder mit einem örtlichen Mittelwertfilter prozessiert, um das Rauschen und einzelne Intensitätsspitzen zu reduzieren. Die Anregungsaser hatten eine Gesamtleistung von etwa 80 mW am Ort der Probe, mit jeweils 40 mW für Pump- und Stokeslaser. Das bevorzugte Leistungsverhältnis für die CARS-Spektroskopie ist zwar 2:1, zugunsten eines stärkeren SHG-Signals wurde jedoch die Stokes-Laserleistung erhöht. Eine weitere Erhöhung der Gesamtleistung ist aufgrund von thermalen Schäden bis hin zur Laserablation an der Probe nicht möglich.

Es ist allgemein bekannt, dass die drei nichtlinearen, spektroskopischen Methoden CARS, SHG und TPEF ausreichen können, um die wichtigsten, morpho-chemischen Informationen aus einem Gewebe zu gewinnen. [13, 15, 52, 53] Dies betrifft beispielsweise das Lipid-Protein-Verhältnis, Kollagen-, Keratin- und Elastinanteile, die Menge an NADH etc. [16, 52, 55] In den Aufnahmen aus Abbildung 33 ist ein starkes CARS-Signal in der lipidreichen Ringstruktur im Bildzentrum zu sehen. SHG-Signale sind an den Grenzstrukturen in der rechten Bildhälfte erkennbar, was auf vorhandenes Bindegewebe bzw. kollagenhaltige Stützstrukturen deutet. Schwache und undefinierte TPEF-Signale sind vor allem im Zentrum der Ringstruktur erkennbar. Potenziell ist die Sonde aufgrund ihrer technischen Spezifikationen also für diagnostische Gewebeanalysen geeignet. Allerdings war die Sammeleffizienz für SHG- und TPEF-Signale im vorliegenden Sondendesign beeinträchtigt, was auf ungünstige Reflexionseigenschaften des eingebauten Langpassfilters im sichtbaren Spektralbereich zurückzuführen ist. Dieser wurde so gewählt, dass er den nichtresonanten Untergrund aus der Imagingfaser bestmöglich herausfiltert. Besser wäre jedoch ein Filter, der sowohl eine hohe Unterdrückung des nichtresonanten Untergrundes zeigt, als auch eine hohe Reflektivität im gesamten sichtbaren Spektralbereich. Dies resultiert im vorliegenden Sondendesign insbesondere in einem sehr schwachen TPEF-Signal. Darüber hinaus führt das Vignetting dazu, dass vor allem CARS-Signale im Randbereich der Faser nur sehr schwach oder gar nicht detektiert wurden. Dadurch wurde die für die Bildgebung nutzbare Fläche der Faserfacette auf ungefähr die Hälfte reduziert. Weiterhin ist die pixelierte Struktur im Sondenbild deutlich erkennbar, dadurch können kleinere Strukturen nicht vollständig aufgelöst werden. Die Pixelierung in den Sondenbildern musste für weiterführende Untersuchungen eliminiert oder zumindest abgeschwächt werden, dies wird auf den folgenden Seiten näher erläutert.

Dennoch zeigten die ersten Ergebnisse bereits ein vielversprechendes Sondenkonzept, welches in der Lage ist, multimodale Bilder von Gewebeproben zu erzeugen. Diese sind qualitativ mit konventionellen LSM-Bildern vergleichbar und demonstrieren die Anwendbarkeit der Fasersonde für eine nichtlineare, multimodale Bildgebung.

Im weiteren Verlauf der Sondenentwicklung und -optimierung wurden einige entscheidende Änderungen vorgenommen. Zunächst wurde der im Sondenkopf integrierte Langpassfilter (LP02-830, Semrock) ausgetauscht. Die Reflexionseigenschaften im sichtbaren Spektralbereich wurden dadurch deutlich verbessert, wie in Abbildung 34 zu sehen ist. Der neue Langpassfilter (BLP01-808, Semrock) unterdrückt weiterhin sehr effizient den nichtresonanten Untergrund aus der Faser bei 662 nm, aber auch der restliche, sichtbare Spektralbereich wird nahezu vollständig reflektiert, so dass die Gesamteffizienz der Signalsammlung steigt.

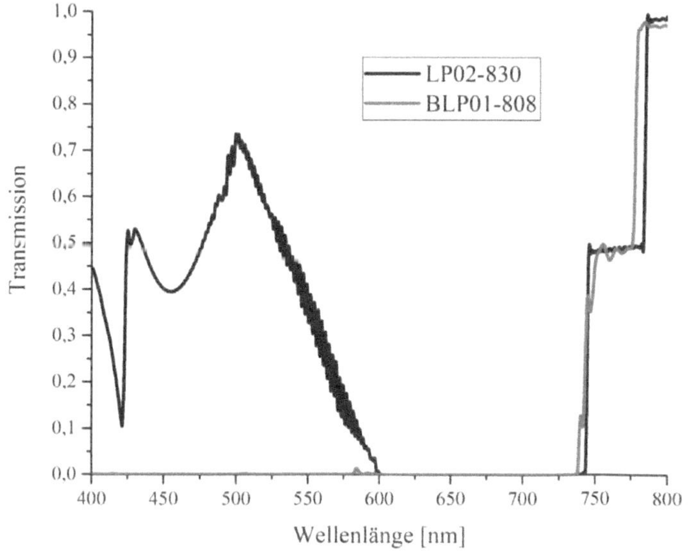

Abb. 34: Vergleich der Transmissionskurven der im Sondenkopf eingesetzten Langpassfilter. Während in der ersten Sondenversion noch ein Filter mit ungünstigen Transmissionseigenschaften im Signalbereich verwendet wurde (LP02-830, schwarze Kurve), kam in der verbesserten Version ein Filter mit sehr guter Transmissionscharakteristik zum Einsatz (BLP01-808, rote Kurve).

Weiterhin wurde durch eine minimale Änderung des optischen Designs die Vignettierung reduziert, so dass sie nur noch am äußersten Rand der Faser und ausschließlich in der CARS-Modalität einen Einfluss hatte. Der nutzbare Scanbereich und somit das Sichtfeld der Sonde wurden dadurch erhöht. Um der Pixelierung entgegenzuwirken wurden zunächst physikalische Konzepte in Betracht gezogen. So wurden beispielsweise mehrere Aufnahmen derselben Struktur mit leicht versetzter Sondenposition gemacht, um sie anschließend zu überlagern. Abbildung 35 zeigt CARS-Aufnahme der strukturierten COC-Probe in Transmission, oben sind die versetzten Einzelbilder zu sehen (a), unten das zusammengesetzte Bild (b)

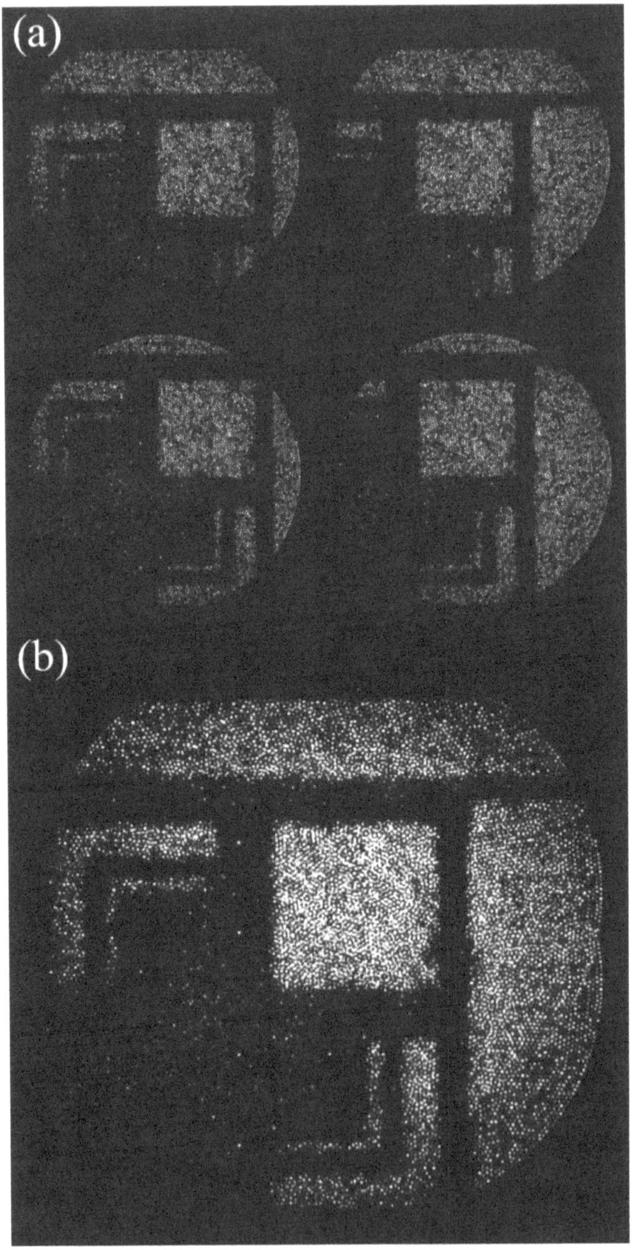

Abb. 35: CARS-Aufnahmen der strukturierten COC-Probe. Vier Einzelbilder mit leichtem, lateralen Versatz in zwei Achsen (a) und zusammengesetztes Bild mit erhöhter Auflösung im Bereich der Überlagerung (b).

Die maximal erreichbare Auflösung durch einen solchen Ansatz der Bildüberlagerung kann leicht errechnet werden. Zu diesem Zweck wurde eine polychromatische Punktspreizfunktion (PSF) im Hinblick auf alle optischen Komponenten im Sondenkopf abzüglich der Imagingfaser simuliert. Eine idealisierte, objektseitige Punktquelle im NIR-Wellenlängenbereich wird durch die Sonde demnach mit ca. 1.6 µm Halbwertsbreite in der Bildebene fokussiert. Um die echte Fokusgröße abzuschätzen, muss jedoch der mittlere Kerndurchmesser der Imagingfaser mit ca. 3 µm in die Berechnung einfließen. Dadurch ergibt sich eine tatsächliche Fokusgröße von etwa 3,4 µm. Diese Auflösung kann jedoch nur erreicht werden, wenn mehrere Aufnahmen derselben Struktur mit leicht versetzter Sondenposition gemacht werden, so dass nach einer ausreichend dichten Abrasterung der Probe die informationslosen Bereiche zwischen den Kernen keine Rolle mehr spielen. Theoretisch sollte bei solch einem Ansatz die pixelierte Struktur nahezu eliminierbar sein, jedoch ist aus Abbildung 35 ersichtlich, dass der Informationsgewinn durch die Überlagerung von lediglich vier Einzelbildern minimal ausfällt. Statistisch reichen vier versetzte Bilder also nicht aus, um die „Lücken" im Gesamtbild zu schließen, welche durch die Pixelabstände verursacht werden. Die Auflösung und Signalintensität im Bereich der Überlagerung fallen zwar höher aus, im Hinblick auf den deutlichen Mehraufwand für eine einzelne Aufnahme ist dieser Ansatz zur Reduzierung der Pixelstruktur aber ungeeignet. Die Auflösung eines Einzelbildes ohne Überlagerung mehrerer Aufnahmen ergibt sich hauptsächlich durch den mittleren Kernabstand der Imagingfaser. Dieser beträgt ca. 4,5 µm, so dass nach dem Abtasttheorem von Nyquist und Shannon die kleinste, noch auflösbare Struktur eine Periodizität von etwa 9 µm hat. Dabei gibt es einen geringen Unterschied zwischen Pump- und Stokeswellenlänge, welcher im Realfall in einer Kontrastreduzierung der SHG-Bilder resultiert. Legt man das Strahlparameterprodukt $\varphi \cdot \omega_0 = M^2 \cdot {}^{\lambda}/_{\pi}$ zugrunde, so lässt sich der minimale Fokusradius ω_0 für beide Wellenlängen λ abschätzen. φ ist der halbseitige Divergenzwinkel des fokussierenden Objektivs, M^2 ist ein Faktor zur Beschreibung der Strahlqualität. Unter Annahme eines realistischen Wertes von $M^2 = 1{,}2$ für beide Laser und bei Verwendung eines Objektives mit einer numerischen Apertur von 0,4 ergeben sich minimale Fokusdurchmesser von 1,52 µm und 1,97 µm für Pump- und Stokeslaser. Durch seinen 30% höheren Fokusdurchmesser wird der Stokeslaser während eines Scans mit einer höheren Wahrscheinlichkeit in mehr als einen einzelnen Kern der Imagingfaser zeitgleich eingekoppelt als der Pumplaser. Dadurch kann ein leicht unscharfes Stokes- bzw. SHG-Bild mit vermindertem Kontrast entstehen.

Die optische Auflösung der Sonde befindet sich nach obigen Abschätzungen im einstelligen Mikrometerbereich, was für die klinische Anwendbarkeit an großflächigen Gewebestrukturen ausreichend ist. Ziel der Sondenentwicklung ist es nicht, zelluläre Strukturen aufzulösen, sondern einen morphologischen Gesamtüberblick für die histopathologische Gewebeanalyse zu bieten und eine chirurgische Unterstützung zu ermöglichen.

Nachdem der Ansatz der Bildüberlagerung zur Reduzierung der Pixelstruktur verworfen wurde, kamen in der Folge mehrere Bildbearbeitungsalgorithmen zum Einsatz, um die Gewebemorphologie besser darzustellen und automatisierte Bildanalysemethoden für quantifizierte Aussagen zu ermöglichen. Abbildung 36 (a-d) visualisiert den groben Ablauf der nachträglichen Bildbearbeitung anhand der Hautprobe aus Abbildung 33. Für diesen Ansatz werden zunächst das zu korrigierende Multimodalbild (a) und ein Bild der Lasertransmission der einzelnen Kerne bei 816 nm (b) aufgenommen. Das Laserbild dient zur Identifizierung der Transmissionscharakteristik der Sonde, dazu zählen Intensitätsunterschiede zwischen den einzelnen Kernen sowie die oben beschriebene Vignettierung. Eine Koregistrierung des Lasertransmissionsbildes und des Multimodalbildes werden anschließend durchgeführt, dafür kommt das Plugin „RNiftyReg“ für die Programmiersprache R zum Einsatz. [173] Um eine stabilere Koregistrierung zu gewährleisten wird das Maximalbild der multimodalen Aufnahme errechnet, des Weiteren werden alle Aufnahmen inklusive des Lasertransmissionsbildes mit einem Weichzeichner und in Kombination mit einer hohen Schwellenwertsetzung prozessiert. Anschließend wird eine Watershed-Segmentierung des Lasertransmissionsbildes durchgeführt (c), um festzulegen, welche Pixel zu welchem Faserkern gehören. Die Watershed-Segmentierung wird mit dem R-Plugin „EBImage“ durchgeführt. [174] Daraufhin wird für die multimodale Aufnahme – basierend auf der Watershed-Segmentierung – das 95%-Quantil der CARS-, SHG- und TPEF-Signale der einzelnen Kerne berechnet. Dadurch werden Positionen der Kerne und ihre individuelle Signalcharakteristik bekannt und können schließlich für die Interpolation des Multimodalbildes genutzt werden. Die Interpolation und Bilderzeugung mit einer Auflösung von 2048 x 2048 Pixeln (d) wurde mit dem R-Plugin „akima“ durchgeführt. [175]

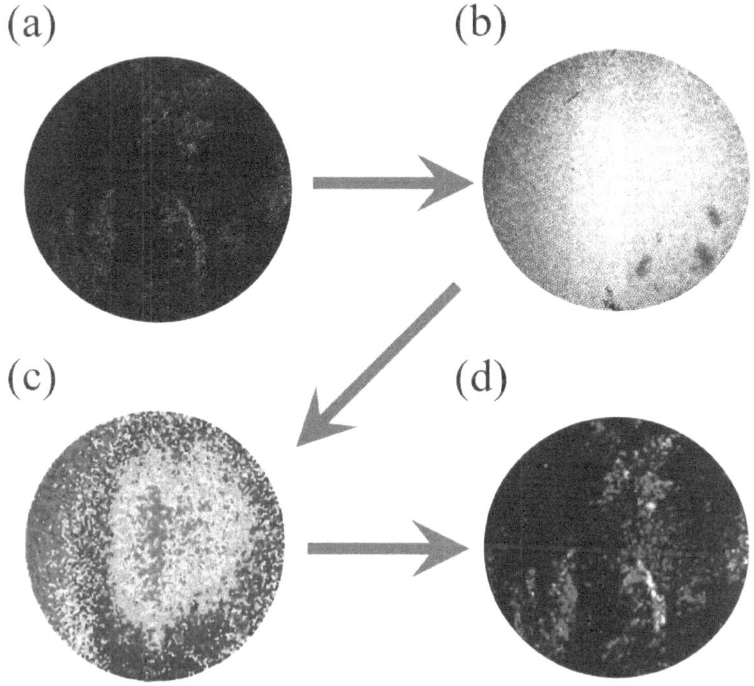

Abb. 36: Schritte in der nachträglichen Bildverarbeitung zur Reduzierung der Pixelstruktur. Bevor das multimodale Bild einer Hautprobe (a) bearbeitet werden kann, muss eine Transmissionsmessung der einzelnen Kerne durchgeführt werden (b). Daraufhin wird eine Watershed-Segmentierung durchgeführt und die 95%-Quantilen der einzelnen Kerne im Multimodalbild berechnet (c). Zum Schluss wird das Originalbild interpoliert und das Ergebnis wird visualisiert (d).

Basierend auf diesen Bildbearbeitungsalgorithmen konnte zunächst gezeigt werden, dass eine deutlich homogenere Darstellung der Multimodalbilder mit der Sonde erreicht werden kann. Dafür wurden erneut Dünnschnitte von menschlichem Hautgewebe herangezogen und vergleichend untersucht. In Abbildung 37 sind multimodale Aufnahmen von Haut mit einem konventionellen LSM und mit der Sonde gegenübergestellt, wobei sowohl das Original als auch das interpolierte Bild zu sehen sind.

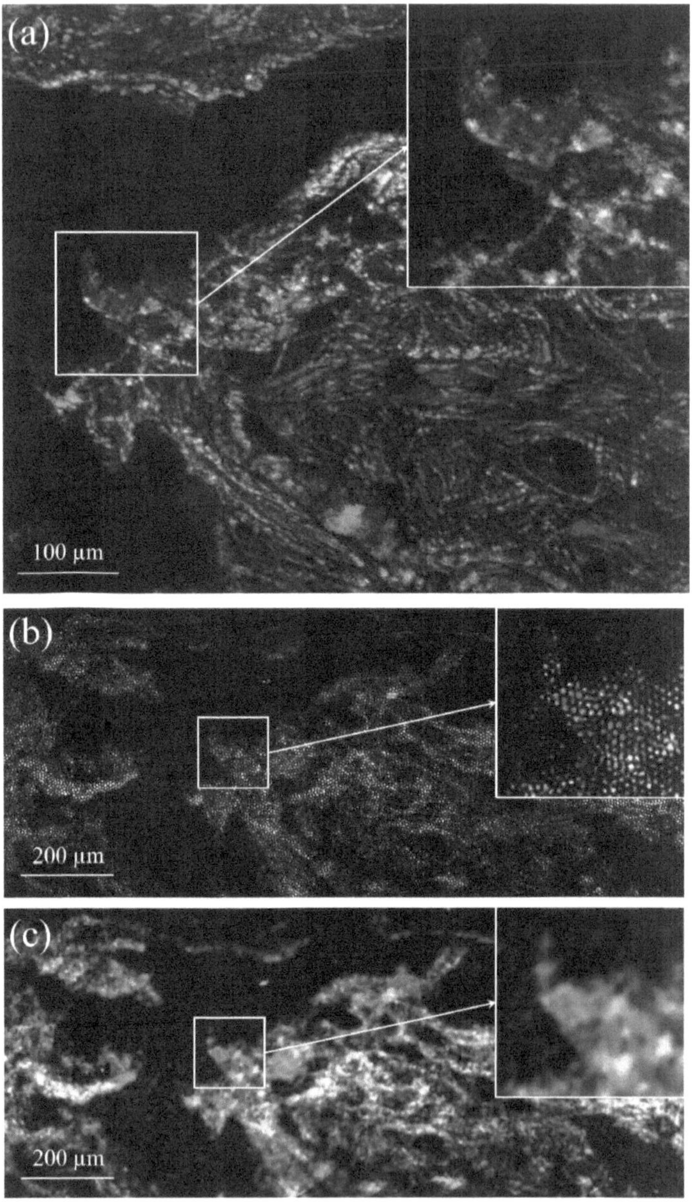

Abb. 37: Multimodale Aufnahmen von menschlichem Hautgewebe mit CARS (rot), SHG (blau) und TPEF (grün). Aufnahme mit einem konventionellen LSM (a), zusammengesetztes Originalbild der Sonde (b) und interpoliertes Bild (c). Zu sehen ist jeweils auch ein vergrößertes Detailbild (weiße Umrandung).

Das Sondenbild ist aus fünf Einzelaufnahmen zusammengesetzt und wurde analog zu Abbildung 32 aufgenommen. Dabei wurde die Sonde zwischen jeder Einzelaufnahme um ca. 100 µm in eine Richtung relativ zur Hautprobe bewegt. Die Aufnahmezeit pro Einzelbild betrug ca. 30 Sekunden bei einer Auflösung von 2048 x 2048 Pixeln, alle drei nichtlinearen Modalitäten konnten wieder simultan aufgenommen werden. Im Vergleich zu vorherigen Ergebnissen, wie beispielsweise in Abbildung 32 zu sehen, zeigt das angepasste Sondendesign eine verbesserte Sammeleffizienz für alle drei Modalitäten, sowie ein größeres Bildfeld bzw. verringerte Vignettierung am Rand der Imagingfaser. Das multimodale Sondenbild in Abbildung 37 (b) und (c) zeigt die morpho-chemische Struktur menschlicher Haut mit Keratinen und Lipiden in den oberen Primärschichten (Epidermis) und einem Geflecht aus Kollagenen und Elastinfasern zusammen mit verschiedenen Zelltypen, Kapillaren und Lymphknoten in der dicksten Hautschicht (Dermis). Eine Schicht von subkutanem Gewebe befindet sich unter der Dermis und enthält vorwiegend Lipide. Die CARS Signale haben ihren Ursprung zum einen in der Epidermis, aber auch die Kollagenfasern in der Dermis generieren ein Mischsignal aus CARS und SHG. TPEF-Signale kommen vor allem von Keratinen und Elastinfasern, welche die Dermis durchziehen.

Man erkennt, dass die pixelierte Struktur im Sondenbild durch die Nachbearbeitung und Interpolation deutlich abgeschwächt wird (Abbildung 37 (b) und (c)). Das Bild wirkt homogener und ist der LSM-Aufnahme ähnlicher, die Gewebemorphologie wird sehr gut repräsentiert.

Um die Sonde unter möglichst realen Bedingungen zu testen, wurden sukzessive verschiedene Organe von gewöhnlichen Hausschweinen (sus scrofa domestica) untersucht. Abbildung 38 zeigt großflächige, mosaikförmig zusammengesetzte Aufnahmen eines herznahen Blutgefäßes. Zum Vergleich sind eine LSM-Aufnahme und ein HE-Bild derselben Gewebeprobe zu sehen. Anders als bei vorherigen Versuchen wurden diesmal also keine Dünnschnitte untersucht, sondern frisches Organgewebe. Dabei wurde der zu untersuchende Gewebebereich vorher aus dem Organ geschnitten und analog zu Abbildung 32 in direktem Kontakt mit der Sonde gebracht, welche mit Hilfe einer Positioniervorrichtung in drei Achsen verfahren werden konnte. Dadurch konnten großflächige, zusammengesetzte Aufnahmen gemacht werden, wobei die Scanzeit pro Einzelbild mit einer Auflösung von 2048 x 2048 Pixeln bei ca. 15 Sekunden lag.

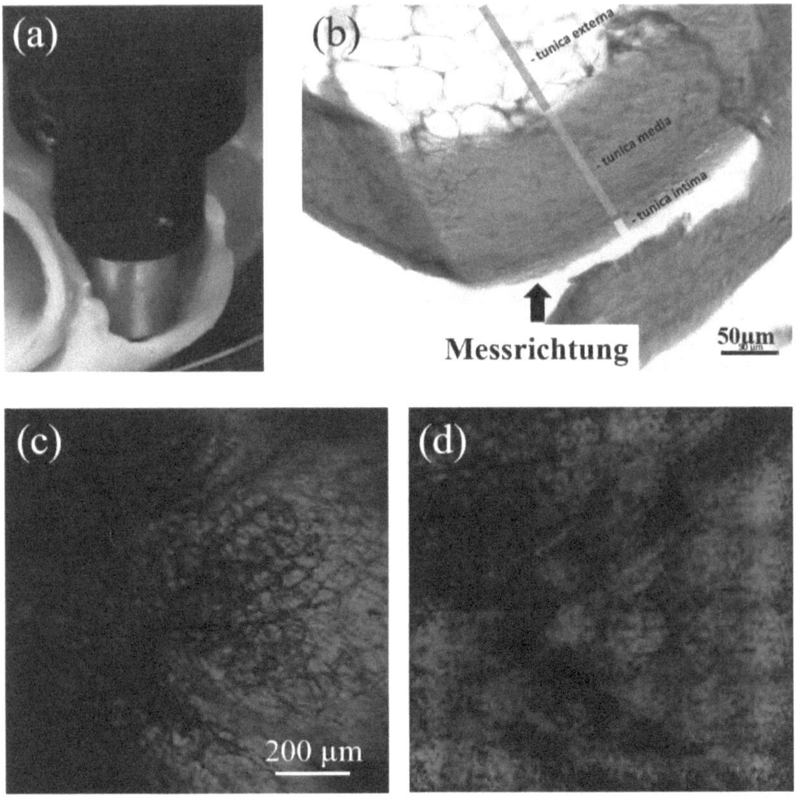

Abb. 38: Aufnahmen eines herznahen Blutgefäßes von einem Hausschwein (sus scrofa domesticus) (a) mit CARS (rot) und SHG (blau). Auf dem HE-Bild ist die Richtung dargestellt, in welche die Sonde bei der Aufnahme gehalten wurde (b). Unten ist eine LSM-Aufnahme abgebildet (c) sowie die nachbearbeitete Aufnahme derselben Gewebestelle mit der Sonde (d). Das Sondenbild ist aus 25 Einzelaufnahmen zusammengesetzt.

In den Multimodalbildern ist CARS rot dargestellt und SHG blau, der sehr schwache TPEF-Beitrag ging im Rauschen unter und wurde nicht berücksichtigt. Das zusammengesetzte Sondenbild in Abbildung 38 (c) besteht aus 25 Einzelaufnahmen mit einer Auflösung von jeweils 2048 x 2048 Pixeln, dadurch ergibt sich eine Gesamtaufnahmezeit von etwa 7 Minuten. Die hohe Auflösung wurde zugunsten der bestmöglichen Bildqualität gewählt, eine Reduzierung der Auflösung auf 1024 x 1024 Pixel ist jedoch ohne große Qualitätsverluste möglich. Dadurch lässt sich die gesamte Scanzeit auf unter 2 Minuten senken. Das Sondenbild zeigt ein starkes und klar abgegrenztes SHG-Signal zusammen mit einem ausgedehnten CARS-Signal im gesamten Bildbereich. Die morpho-chemische Zusammensetzung des Gewebes wurde zusätzlich mit einer nachträglichen HE-Färbung überprüft, wobei sich eine hohe Korrelation zwischen den HE-Bildern und den zusammengesetzten Sondenbildern ergab. Im HE-Bild sind drei Gewebeschichten der Gefäßwand zu sehen: Tunica Intima, Tunica Media und Tunica Externa. Blutgefäße enthalten typischerweise hohe Anteile an Kollagen- und Elastinfasern, welche durch SHG bzw. CARS/TPEF sichtbar gemacht werden können. [176] Die Aufnahmerichtung mit der Sonde ist mit einem Pfeil gekennzeichnet, das Multimodalbild ist an der Innenseite der Gefäßwand entstanden und zeigt vorwiegend Signale aus der Tunica Intima. Diese Gewebeschicht besteht aus Endothelzellen, welche durch die elastische Lamina gestützt werden. Das starke CARS-Signal findet seinen Ursprung in den Elastinfasern in der Tunica Intima, dies ist konsistent mit bestehenden Experimenten an Gefäßwänden. [177, 178] Des Weiteren zeigen kollagenreiche Stützstrukturen und vaskuläres Endothelium in der Tunica Intima ein starkes SHG-Signal in Form von länglichen Verästelungen. [179] Das dazugehörige LSM-Bild zeigt als Referenz dieselbe Gewebeprobe, welche in ihrer Morphologie und chemischen Zusammensetzung sehr gut in beiden Aufnahmen korreliert. Lediglich leichte Unterschiede in der geometrischen Darstellung sind zu erkennen, welche auf die unterschiedlichen Aufnahmetechniken mit der Sonde (Probenkontakt) und dem LSM (kein Probenkontakt) zurückzuführen sind.

Als zweite Probe wurde ein behandelter Schweinedarm untersucht, welcher aus Serosa, longitudinalen und zirkularen Muskelsträngen und Submucosa besteht. Der innere Teil des Enddarms, die Mucosa, wurde nach der Schlachtung im Zuge der Weiterverarbeitung für die nachfolgende Wurstproduktion entfernt. Abbildung 39 zeigt großflächige, mosaikförmig zusammengesetzte Aufnahmen des Darmgewebes. Zum Vergleich sind eine LSM-Aufnahme und ein HE-Bild derselben Gewebeprobe zu sehen.

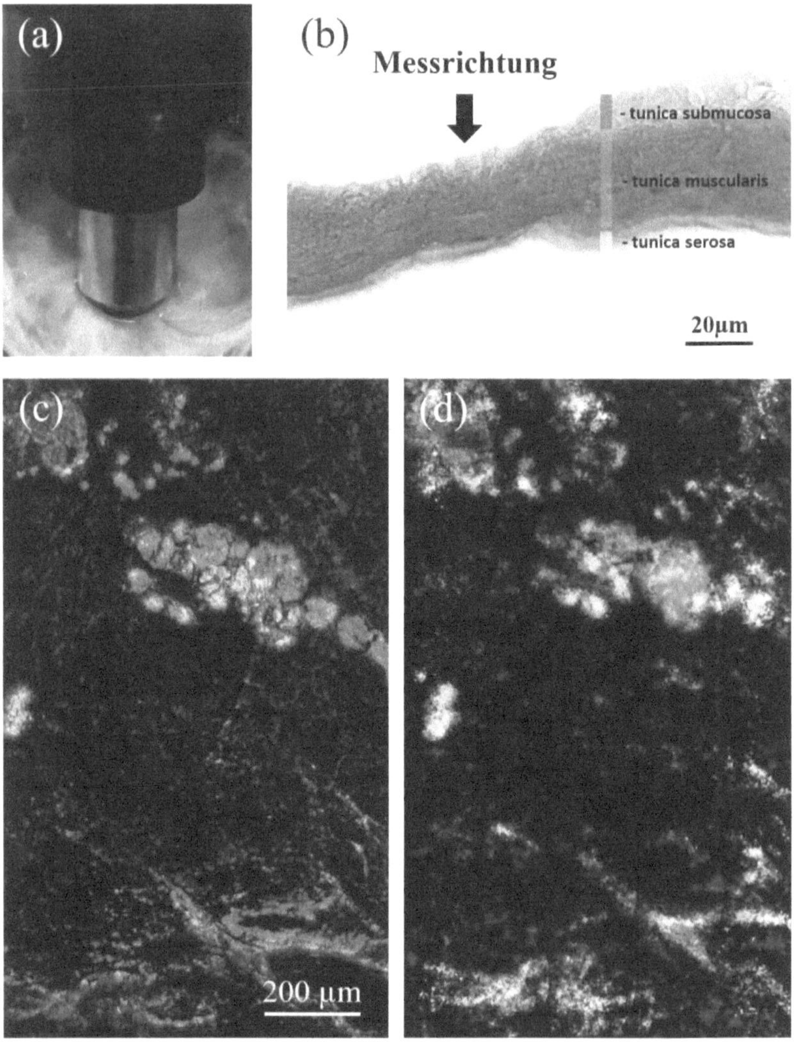

Abb. 39: Aufnahmen von Darmgewebe eines Hausschweins (sus scrofa domesticus) (a) mit CARS (rot), SHG (blau) und TPEF (grün). Auf dem HE-Bild ist die Richtung dargestellt, in welche die Sonde bei der Aufnahme gehalten wurde (b). Unten ist eine LSM-Aufnahme abgebildet (c) sowie die nachbearbeitete Aufnahme derselben Gewebestelle mit der Sonde (d). Das Sondenbild ist aus 32 Einzelaufnahmen zusammengesetzt.

Das Sondenbild in Abbildung 39 (d) ist aus 32 Einzelaufnahmen mit einer Auflösung von jeweils 2048 x 2048 Pixeln zusammengesetzt. Die gesamte Aufnahmezeit betrug ca. 9 Minuten, wobei diese auch hier ohne entscheidenden Qualitätsverlust signifikant reduziert werden kann, wenn eine geringere Auflösung gewählt wird. Die multimodale Aufnahme zeigt starke Signale aller drei Modalitäten im gesamten Probenbereich. Das SHG-Signal formt dabei eine Art homogene Netzstruktur im Hintergrund, während CARS und TPEF ihren Ursprung in ähnlichen, definiert begrenzten Probenstrukturen haben. Die morpho-chemische Zusammensetzung der Gewebeprobe wurde erneut mit einer nachträglichen HE-Färbung zu den multimodalen Bildern korreliert, die Scanrichtung mit der Sonde ist wieder mit einem Pfeil im HE-Bild markiert. Typischerweise ist eine Darmwand aus vier Gewebeschichten aufgebaut: Tunica Mucosa, Submucosa, Muscularis und Serosa. Da die Mucosa jedoch entfernt wurde, zeigt das Multimodalbild vorwiegend Signale aus der Tunica Submucosa. Die Submucosa liefert mit ihrem dichten, unregelmäßigen Bindegewebe und einem hohen Anteil an Kollagenen und Fibroblasten ein starkes SHG-Signal im gesamten Aufnahmebereich der Probe. TPEF wird vorwiegend in den Muskelschichten unterhalb der Submucosa generiert, während CARS größtenteils von den Elastinfasern in der Darmwand emittiert wird. Das LSM-Bild zeigt als Referenz eine große Übereinstimmung in Form und Stärke der Signale, die Gewebemorphologie in beiden Bildern korreliert sehr gut miteinander.

Die betroffenen Gewebestellen wurden für die Aufnahmen mit LSM und Fasersonde aus den Organen extrahiert und flach auf einen Objektträger gelegt. Aus diesem Grund sind leichte, geometrische Unterschiede zwischen LSM- und Sondenbildern sichtbar, insbesondere das Blutgefäß betreffend. Während der Darm ohnehin relativ dünn ist und eine ebene Aufnahmefläche ermöglicht, ist die Gefäßwand eher steif und lässt sich nur schwer in einen flachen Zustand bringen. Dadurch scheinen die Sondenaufnahmen im Vergleich zum LSM etwas verzerrt zu sein.

Die gezeigten Multimodalbilder von Schweineorganen demonstrieren eindrucksvoll das Potenzial des vorgestellten Sondendesigns als endoskopisches Werkzeug für intraoperative Untersuchungen und als Alternative für den Goldstandard der histologischen Färbung. Der Informationsgehalt der Bilder kann durch bisherige optische Methoden wie Weißlichtmikroskopie oder Kohärenztomografie nicht erreicht werden. Die Sondenbilder zeigen zudem eine hohe morphologische Konformität und Bildqualität, welche mit herkömmlichen LSM-Aufnahmen vergleichbar ist. An den untersuchten Gewebeproben konnten des Weiteren keine photoinduzierten Schäden in Mikroskopaufnahmen festgestellt werden, was als strenge Voraussetzung für einen klinischen Einsatz betrachtet wird.

5 Fazit und Ausblick

Mit den gezeigten Untersuchungen an einer Multikern-Imagingfaser und unter Verwendung eines für die nichtlineare Spektroskopie optimierten Sondendesigns konnte gezeigt werden, dass multimodale Aufnahmen von biologischem Gewebe durch eine endoskopische Sonde möglich sind. Es wurden großflächige CARS-, SHG- und TPEF-Aufnahmen von Dünnschnitten menschlicher Haut sowie frischen Schweineorganen gemacht und mit multimodalen LSM-Aufnahmen verglichen. Zusätzlich wurden die Ergebnisse mit nachträglichen, histologischen Färbungen der untersuchten Gewebeproben auf ihre morpho-chemischen Korrelation überprüft. Ein intrinsischer Nachteil, welcher sich zwangsläufig aus der Verwendung einer Imagingfaser ergibt, ist die Aufprägung der pixelierten Faserstruktur in allen Sondenaufnahmen. Dieser Effekt limitiert die optische Auflösung der Sonde, jedoch konnte durch den vorgestellten Bildbearbeitungsansatz eine homogenere Bildgebung erreicht werden, die qualitativ vergleichbar ist mit Multimodalbildern von einem konventionellen LSM. Darüber hinaus kann mit weiterführenden Bildbearbeitungsalgorithmen eine Transmissionskorrektur für die einzelnen Faserkerne der Imagingfaser durchgeführt werden, so dass unabhängig von der Lichtführungseffizienz der Einzelkerne ein homogeneres Intensitätsbild aller nichtlinearen Modalitäten entsteht. Ein potenzieller, klinischer Einsatz erfordert ohnehin in den meisten Fällen die schnelle Untersuchung einer begrenzten Gewebeoberfläche, um beispielsweise Tumorränder zu identifizieren. Zu diesem Zweck ist keine zelluläre Auflösung erforderlich, stattdessen bietet die Sonde bei einer Scandauer von wenigen Sekunden und einem Bildfeld von etwa 0,16 mm² eine ausreichende, optische Auflösung im einstelligen Mikrometerbereich.

In Kombination mit geeigneten Bildbearbeitungsalgorithmen hat die vorgestellte Fasersonde durch ihr einfaches und sicheres Handling ein hohes Potential, zukünftig „optische Biopsien“ zu etablieren, die eine Gewebeentnahme und -untersuchung außerhalb des Patienten obsolet machen. Computerbasierte, automatisierte Bildanalysen können helfen, krankhaftes Gewebe frühzeitig zu identifizieren und Diagnosen zu stellen. [16, 180, 181] Das Konzept mit seinem simplen, optischen Design ohne bewegliche Teile und ohne den Einsatz von Elektrizität im Sondenkopf ebnet somit den Weg für medizinische Anwendungen *in-vivo*. Insbesondere im Bereich der Dermatologie, Gastroenterologie, Neurochirurgie oder bei HNO-Eingriffen ist der Einsatz einer

Fasersonde von enormem Vorteil und kann sowohl für Patienten als auch für die behandelnden Mediziner eine Zeit- und Kostenersparnis bedeuten. Eine mögliche, technische Weiterentwicklung im Hinblick auf die Untersuchung von Hohlorganen ist eine zur Seite scannende Optik im Sondenkopf, so dass beispielsweise Endothelgewebe von Blutgefäßen besser untersucht werden kann. Besonders im Hinblick auf den Einsatz in dünnen Blutgefäßen ist außerdem eine weitere Miniaturisierung der Sonde unabdingbar. Um hier eine sinnvolle Anwendbarkeit zu gewährleisten sollte der maximale Durchmesser des Sondenkopfes zumindest auf vier Millimeter halbiert werden. Dies kann beispielsweise durch die Wahl von GRIN-Linsen mit steilerem Indexgradienten und dadurch geringerem Durchmesser realisiert werden. Denkbar ist auch ein Ansatz, bei dem die Imagingfaser sowohl zur Führung der Anregungspulse, als auch für die Signalsammlung genutzt wird. Dadurch würde der gesamte Sammelpfad inklusive Strahlteiler zur Eliminierung des nichtresonanten Faseruntergrundes im Sondenkopf entfallen. Allerdings ist hier die Voraussetzung, dass das störende Vier-Wellen-Mischsignal gar nicht erst in der Faser entsteht, komplexere Fasertechnologien könnten hier mögliche Lösungsansätze bieten. Für eine Steigerung der optischen Performance könnte man über die Wahl einer modifizierten Imagingfaser und der optischen Abbildung das nutzbare Bildfeld und die Auflösung definieren, welche für unterschiedliche Anwendungsbereiche andere Anforderungen mit sich bringen. Eine verkleinernde Abbildung erhöht die optische Auflösung und verringert das nutzbare Bildfeld, umgekehrt verhält es sich mit einer vergrößernden Abbildung. Mit einer speziell für die erforderlichen Bedürfnisse hergestellten Faser ließen sich zudem die Parameter so definieren, dass die maximale Kerndichte bei minimalem Faserdurchmesser für die verwendeten Wellenlängen realisiert wird. Dadurch kann ein noch kompakteres Sondendesign umgesetzt werden.

Das Ziel, eine Fasersonde für die multimodale, nichtlineare Spektroskopie an biologischem Gewebe zu entwickeln und zu charakterisieren, wurde erreicht. Dennoch bleibt nach diesem großen Schritt ausreichend Spielraum für weitere Innovationen und systemische Verbesserungen, wie beispielsweise eine noch kompaktere Bauform, Implementierung weiterer Modalitäten, verkürzte Aufnahmezeiten mit Echtzeit-Bildgebung und die direkte Anbindung an ein intelligentes Auswerte- und Archivierungssystem. Es ist vorstellbar, dass Chirurgen in Zukunft noch während der Gewebeuntersuchung mit endoskopischen Sonden eine direkte Rückmeldung von automatisierten Algorithmen erhalten, welche somit die Diagnosestellung unterstützen können. Der Einsatz von neuronalen Netzen zur Bildinterpretation in der Medizin ist bereits heute gegenwärtig [182], so dass in naher Zukunft schon die klinische Etablierung von nichtlinearen, endoskopischen Sonden und ihr routinemäßiger Einsatz am Menschen denkbar ist.

Veröffentlichungen

A. Lukic, S. Dochow, O. Chernavskaia, I. Latka, C. Matthäus, A. Schwuchow, M. Schmitt, J. Popp, "Fiber Probe for Nonlinear Imaging Applications", Journal of Biophotonics 2016, 9 (1-2), 138 – 143.

A. Lukic, S. Dochow, H. Bae, G. Matz, I. Latka, B. Messerschmidt, M. Schmitt, J. Popp, "Endoscopic Fiber Probe for Nonlinear Spectroscopic Imaging" Optica 2017, 4 (5), 496.

T. Bocklitz, M. Schmitt, A. Lukić, S. Heuke, O. Chernavskaia, T. Meyer, J. Popp, "Non-linear multimodal imaging for disease diagnostics and treatment monitoring", SPIE Proceedings (Eds: D. D. Sampson et al.), SPIE 2017.

I. Schie, A. Lukic, J. Popp, "Endospectroscopic Imaging Takes Optical Biopsies to the Next Level", BioPhotonics 2017, 25 (1)

J. Toussaint, S. Dochow, I. Latka, A. Lukic, T. May, H.-G. Meyer, K. Il'in, M. Siegel, J. Popp, "Proof of concept of fiber dispersed Raman spectroscopy using superconducting nanowire single-photon detectors", Optics Express 2015, 23 (4), 5078 – 5090.

Danksagung

Solch eine Forschungsarbeit wäre ohne die Hilfe von den hier genannten Menschen im beruflichen und privaten Umfeld undenkbar gewesen.

An erster Stelle gilt mein Dank meinem Doktorvater Prof. Dr. Jürgen Popp, der diese wissenschaftliche Arbeit ermöglicht hat.

Besonders danken möchte ich Prof. Dr. Michael Schmitt für seine wissenschaftliche und methodische Unterstützung während der gesamten Promotionszeit und insbesondere während der Bearbeitungsphase meiner Dissertation.

Meinen direkten Betreuern Dr. Sebastian Dochow und Dr. Tobias Meyer danke ich für die zielführenden Diskussionen und anhaltenden Hilfestellungen, die selbst nach Feierabend nicht versiegten.

PD Dr. Thomas Bocklitz danke ich für die zahlreichen fachlichen Gespräche auf dem Gebiet der Bildbearbeitung und für seine inhaltlichen Beiträge hierzu.

Durch seine unermüdliche Unterstützung im Labor hat Hyeonsoo Bae mir oftmals viel Arbeit abgenommen. Ich wünsche ihm für seine eigene Promotionszeit einen ebenso wertvollen Laborpartner.

Allen Mitarbeitern des Leibniz Instituts für Photonische Technologien und des Abbe Center of Photonics möchte ich für die zahlreiche Unterstützung und konstruktive Zusammenarbeit danken, allen voran Ines Latka, Dr. Vera Dugandzic, Dr. Sezin Yüksel, Dr. Ron Fatobene Ando und Dr. Tatiana Tolstik. Gregor Matz von Grintech GmbH danke ich für die konstruktive Zusammenarbeit während der Sondenentwicklung und für seine hervorragenden Optikkenntnisse.

Besonders möchte ich an dieser Stelle auch meinen Eltern und meinem Bruder für die unermüdliche Stärkung und Motivierung danken, sowie für das stets offene Ohr. Meiner Partnerin Geidy Tröger bin ich auf ewig dankbar, ohne die vielen nicht-wissenschaftlichen und motivierenden Gespräche, sowie ihre positive Einstellung hätte ich diese Arbeit nicht abschließen können.

Literatur

[1] J. P. Mackenbach, C. W. Looman, *International Journal of Epidemiology* **2013**, *42 (4)*, 1100 – 1110.
[2] G. Carone, D. Costello, *Finance and Development* **2006**, *43 (3)*.
[3] R. A. Weiss, A. J. McMichael, *Nature Medicine* **2004**, *10 (12)*, 70-76.
[4] T. D. Wang, J. van Dam, *Clinical Gastroenterology and Hepatology* **2004**, *2 (9)*, 744 – 753.
[5] K. Nagai, R. Ishihara, S. Ishiguro, T. Ohta, H. Kanzaki, T. Yamashina, K. Aoi, N. Matsuura, T. Ito, M. Fujii, S. Yamamoto, N. Hanaoka, Y. Takeuchi, K. Higashino, N. Uedo, H. Iishi, M. Tatsuta, Y. Tomita, T. Matsunaga, *BMC Gastroenterology* **2014**, *14*, 141.
[6] B. Schrader, D. Bougeard, "*Infrared and Raman Spectroscopy: Methods and Applications*", VCH, Weinheim, Cambridge **1995**.
[7] I. W. Schie, C. Krafft, J. Popp, *SPIE Proceedings*, Vol. 10068.
[8] A. C. S. Talari, Z. Movasaghi, S. Rehman, I. U. Rehman, *Applied Spectroscopy Reviews* **2014**, *50 (1)*, 46 – 111.
[9] M. Jermyn, K. Mok, J. Mercier, J. Desroches, J. Pichette, K. Saint-Arnaud, L. Bernstein, M.-C. Guiot, K. Petrecca, F. Leblond, *Science Translational Medicine* **2015**, *7 (274)*.
[10] H. J. Butler, L. Ashton, B. Bird, G. Cinque, K. Curtis, J. Dorney, K. Esmonde-White, N. J. Fullwood, B. Gardner, P. L. Martin-Hirsch, M. J. Walsh, M. R. McAinsh, N. Stone, F. L. Martin, *Nature Protocols* **2016**, *11 (4)*, 664 – 687.
[11] K. Kong, C. Kendall, N. Stone, I. Notingher, *Advanced Drug Delivery Reviews* **2015**, *89*, 121 – 134.
[12] W. R. Zipfel, R. M. Williams, W. W. Webb, *Nature Biotechnology* **2003**, *21 (11)*, 1369 – 1377.
[13] T. Meyer, M. Schmitt, B. Dietzek, J. Popp, *Journal of Biophotonics* **2013**, *6 (11-12)*, 887 – 904.
[14] N. Vogler, S. Heuke, T. W. Bocklitz, M. Schmitt, J. Popp, *Annual Review of Analytical Chemistry* **2015**, *8*, 359 – 387.
[15] S. Yue, M. N. Slipchenko, J.-X. Cheng, *Laser & Photonics Reviews* **2011**, *5 (4)*, 496 – 512.
[16] T. W. Bocklitz, F. S. Salah, N. Vogler, S. Heuke, O. Chernavskaia, C. Schmidt, M. J. Waldner, F. R. Greten, R. Bräuer, M. Schmitt, A. Stallmach, I. Petersen, J. Popp, *BMC Cancer* **2016**, *16*, 534.
[17] M. Weinigel, H. G. Breunig, A. Uchugonova, K. König, *Journal of Medical Imaging (Bellingham, Wash.)* **2015**, *2 (1)*, 16003.
[18] R. Cicchi, D. Kapsokalyvas, D. Stampouli, V. de Giorgi, D. Massi, T. Lotti, F. S. Pavone, SPIE Proceedings (Eds: A. Periasamy, P. T. C. So, K. König), SPIE **2010**.
[19] W. Liang, G. Hall, B. Messerschmidt, M.-J. Li, X. Li, *Light, Science & Applications* **2017**, *6*.
[20] V. Tsvirkun, S. Sivankutty, O. Vanvincq, G. Bouwmans, R. Cossart, E. R. Andresen, H. Rigneault, *Biophotonics Congress: Biomedical Optics Congress 2018 (Microscopy/Translational/Brain/OTS)*, OSA **2018**.
[21] F. Akhoundi, Y. Qin, N. Peyghambarian, J. K. Barton, K. Kieu, *Biomedical Optics Express* **2018**, *9 (5)*, 2326 – 2335

[22] P. C. Benias, R. G. Wells, B. Sackey-Aboagye, H. Klavan, J. Reidy, D. Buonocore, M. Miranda, S. Kornacki, M. Wayne, D. L. Carr-Locke, N. D. Theise, *Scientific Reports* **2018**, *8 (1)*, 4947.
[23] T. Deller, W. Kummer, U. Welsch, "*Lehrbuch Histologie*", Elsevier, Urban et Fischer, 4th ed., München **2014**.
[24] R. Lüllmann-Rauch, E. Asan, "*Taschenlehrbuch Histologie*", Thieme, 5th ed., Stuttgart **2015**.
[25] Kateryna_Kon - stock.adobe.com, "*Esophageal squamous cell carcinoma, light micrograph, photo under microscope* **2018**.
[26] A. H. Fischer, K. A. Jacobson, J. Rose, R. Zeller, *CSH Protocols* **2008**, *3 (5)*.
[27] G. Lang, "*Histotechnik: Praxislehrbuch für die Biomedizinische Analytik*", Springer, 2nd ed., Vienna **2013**.
[28] K. D. Tsuchiya, *Clinics in Laboratory Medicine* **2011**, *31 (4)*, 525-542.
[29] M. Göppert-Mayer, *Annalen der Physik* **1931**, *401 (3)*, 273 – 294.
[30] P. D. Maker, R. W. Terhune, *Physical Review* **1965**, *137 (3A)*, 801-818.
[31] R. F. Begley, A. B. Harvey, R. L. Byer, *Applied Physics Letters* **1974**, *25 (7)*, 387 – 390.
[32] P. A. Franken, A. E. Hill, C. W. Peters, G. Weinreich, *Physical Review Letters* **1961**, *7 (4)*, 118 – 119.
[33] J. Hecht, *Optical Engineering* **2010**, *49 (9)*, 91002.
[34] M. D. Duncan, J. Reintjes, T. J. Manuccia, *Optics Letters* **1982**, *7 (8)*, 350.
[35] A. Zumbusch, G. R. Holtom, X. S. Xie, *Physical Review Letters* **1999**, *82 (20)*, 4142 – 4145.
[36] I. Freund, M. Deutsch, *Optics Letters* **1986**, *11 (2)*, 94.
[37] Y. R. Shen, "*The principles of nonlinear optics*", Wiley-Interscience, Wiley classics library, Hoboken, N.J., Great Britain **2003**.
[38] B. E. A. Saleh, M. C. Teich, "*Fundamentals of Photonics*", Wiley, 2nd ed., Hoboken, N.J. **2007**.
[39] R. W. Boyd, "*Nonlinear optics*", Academic, 3rd ed., London **2008**.
[40] W. M. Tolles, J. W. Nibler, J. R. McDonald, A. B. Harvey, *Applied Spectroscopy* **1977**, *31 (4)*, 253 – 271.
[41] P. W. Milonni, J. H. Eberly, "*Laser physics*", Wiley-Blackwell, Oxford **2010**.
[42] F. Träger, "*Springer handbook of lasers and optics*", Springer, 2nd ed., Dordrecht, New York **2012**.
[43] B. R. Masters, "*Confocal microscopy and multiphoton excitation microscopy: The genesis of live cell imaging*, SPIE Press monograph, Vol. 161, Bellingham, Wash. **2006**.
[44] K. König, T. W. Becker, P. Fischer, I. Riemann, K.-J. Halbhuber, *Optics Letters* **1999**, *24 (2)*, 113.
[45] A. Hopt, E. Neher, *Biophysical Journal* **2001**, *80 (4)*, 2029 – 2036.
[46] H. Wang, Y. Fu, J.-X. Cheng, *Journal of the Optical Society of America B* **2007**, *24 (3)*, 544.
[47] F. Helmchen, W. Denk, *Nature Methods* **2005**, *2 (12)*, 932 – 940.
[48] P. Theer, M. T. Hasan, W. Denk, *Optics Letters* **2003**, *28 (12)*, 1022.
[49] W. Denk, J. Strickler, W. Webb, *Science* **1990**, *248 (4951)*, 73 – 76.
[50] R. Hellwarth, P. Christensen, *Optics Communications* **1974**, *12 (3)*, 318 – 322.
[51] T. T. Le, I. M. Langohr, M. J. Locker, M. Sturek, J.-X. Cheng, *Journal of Biomedical Optics* **2007**, *12 (5)*, 54007.
[52] S. Heuke, N. Vogler, T. Meyer, D. Akimov, F. Kluschke, H.-J. Röwert-Huber, J. Lademann, B. Dietzek, J. Popp, *The British Journal of Dermatology* **2013**, *169 (4)*, 794 – 803.

[53] C. Krafft, M. Schmitt, I. W. Schie, D. Cialla-May, C. Matthäus, T. Bocklitz, J. Popp, *Angewandte Chemie International Edition* **2017**, *56 (16)*, 4392 – 4430.
[54] C. Krafft, I. W. Schie, T. Meyer, M. Schmitt, J. Popp, *Chemical Society Reviews* **2016**, *45 (7)*, 1819 – 1849.
[55] T. Meyer, O. Guntinas-Lichius, F. v. Eggeling, G. Ernst, D. Akimov, M. Schmitt, B. Dietzek, J. Popp, *Head & Neck* **2013**, *35 (9)*, 280-287.
[56] D. Akimov, S. Chatzipapadopoulos, T. Meyer, N. Tarcea, B. Dietzek, M. Schmitt, J. Popp, *Journal of Raman Spectroscopy* **2009**, *40 (8)*, 941 – 947.
[57] C. L. Evans, E. O. Potma, M. Puoris'haag, D. Côté, C. P. Lin, X. S. Xie, *Proceedings of the National Academy of Sciences of the United States of America* **2005**, *102 (46)*, 16807 – 16812.
[58] T. T. Le, S. Yue, J.-X. Cheng, *Journal of Lipid Research* **2010**, *51 (11)*, 3091 – 3102.
[59] L. G. Rodriguez, S. J. Lockett, G. R. Holtom, *Cytometry. Part A: Journal of the International Society for Analytical Cytology* **2006**, *69 (8)*, 779 – 791.
[60] S. H. Parekh, Y. J. Lee, K. A. Aamer, M. T. Cicerone, *Biophysical Journal* **2010**, *99 (8)*, 2695 – 2704.
[61] T. Meyer, M. Chemnitz, M. Baumgartl, T. Gottschall, T. Pascher, C. Matthäus, B. F. M. Romeike, B. R. Brehm, J. Limpert, A. Tünnermann, M. Schmitt, B. Dietzek, J. Popp, *Analytical Chemistry* **2013**, *85 (14)*, 6703 – 6715.
[62] X. Nan, J.-X. Cheng, X. S. Xie, *Journal of Lipid Research* **2003**, *44 (11)*, 2202 – 2208.
[63] T. Hellerer, C. Axäng, C. Brackmann, P. Hillertz, M. Pilon, A. Enejder, *Proceedings of the National Academy of Sciences of the United States of America* **2007**, *104 (37)*, 14658 – 14663.
[64] X. Nan, E. O. Potma, X. S. Xie, *Biophysical Journal* **2006**, *91 (2)*, 728 – 735.
[65] T. B. Huff, J.-X. Cheng, *Journal of Microscopy* **2007**, *225 (Pt 2)*, 175 – 182.
[66] T. B. Huff, Y. Shi, Y. Fu, H. Wang, J.-X. Cheng, *IEEE journal of selected topics in quantum electronics a publication of the IEEE Lasers and Electro-optics Society* **2008**, *14 (1)*, 4 – 9.
[67] C. Matthäus, S. Dochow, G. Bergner, A. Lattermann, B. F. M. Romeike, E. T. Marple, C. Krafft, B. Dietzek, B. R. Brehm, J. Popp, *Analytical Chemistry* **2012**, *84 (18)*, 7845 – 7851.
[68] Y. Fu, H. Wang, R. Shi, J.-X. Cheng, *Optics Express* **2006**, *14 (9)*, 3942.
[69] A. Schönle, S. W. Hell, *Optics Letters* **1998**, *23 (5)*, 325.
[70] W. Mohler, A. C. Millard, P. J. Campagnola, *Methods* **2003**, *29 (1)*, 97 – 109.
[71] H.-Y. Tan, Y. Sun, W. Lo, S.-W. Teng, R.-J. Wu, S.-H. Jee, W.-C. Lin, C.-H. Hsiao, H.-C. Lin, Y.-F. Chen, D. H.-K. Ma, S. C.-M. Huang, S.-J. Lin, C.-Y. Dong, *Journal of Biomedical Optics* **2007**, *12 (2)*, 24013.
[72] P. Matteini, F. Ratto, F. Rossi, R. Cicchi, C. Stringari, D. Kapsokalyvas, F. S. Pavone, R. Pini, *Optics Express* **2009**, *17 (6)*, 4868.
[73] J. M. Bueno, F. J. Ávila, P. Artal, *Microscopy and Analysis* (Eds: S. G. Stanciu), InTech **2016**.
[74] X. Chen, O. Nadiarynkh, S. Plotnikov, P. J. Campagnola, *Nature Protocols* **2012**, *7 (4)*, 654 – 669.
[75] P. Stoller, P. M. Celliers, K. M. Reiser, A. M. Rubenchik, *Applied Optics* **2003**, *42 (25)*, 5209.
[76] R. Cicchi, E. Baria, C. Matthäus, M. Lange, A. Lattermann, B. R. Brehm, J. Popp, F. S. Pavone, *Journal of Biophotonics* **2015**, *8 (4)*, 347 – 356.
[77] B.-G. Wang, K. König, K.-J. Halbhuber, *Journal of Microscopy* **2010**, *238 (1)*, 1 – 20.

[78] A. Diaspro, G. Chirico, M. Collini, *Quarterly Reviews of Biophysics* **2005**, *38 (2)*, 97 – 166.
[79] C. A. Alonzo, S. Karaliota, D. Pouli, Z. Liu, K. P. Karalis, I. Georgakoudi, *Scientific Reports* **2016**, *6*, 31012.
[80] Y. Zeng, B. Yan, J. Xu, Q. Sun, S. He, J. Jiang, Z. Wen, J. Y. Qu, *Biophysical Journal* **2014**, *107 (10)*, 2436 – 2443.
[81] E. J. Gualda, G. Filippidis, G. Voglis, M. Mari, C. Fotakis, N. Tavernarakis, *Journal of Microscopy* **2008**, *229 (Pt 1)*, 141 – 150.
[82] I. Latka, S. Dochow, C. Krafft, B. Dietzek, J. Popp, *Laser & Photonics Reviews* **2013**, *7 (5)*, 698 – 731.
[83] G. Matz, B. Messerschmidt, H. Gross, *Optics Express* **2016**, *24 (10)*, 10987 – 11001.
[84] S. Dochow, D. Ma, I. Latka, T. Bocklitz, B. Hartl, J. Bec, H. Fatakdawala, E. Marple, K. Urmey, S. Wachsmann-Hogiu, M. Schmitt, L. Marcu, J. Popp, *Analytical and Bioanalytical Chemistry* **2015**, *407 (27)*, 8291 – 8301.
[85] L. Fu, M. Gu, *Journal of Microscopy* **2007**, *226 (3)*, 195 – 206.
[86] G. Oh, E. Chung, S. H. Yun, *Optical Fiber Technology* **2013**, *19 (6)*, 760 – 771.
[87] Y. Komachi, T. Katagiri, H. Sato, H. Tashiro, *Applied Optics* **2009**, *48 (9)*, 1683.
[88] J. T. Motz, M. Hunter, L. H. Galindo, J. A. Gardecki, J. R. Kramer, R. R. Dasari, M. S. Feld, *Applied Optics* **2004**, *43 (3)*, 542.
[89] S. Brustlein, P. Berto, R. Hostein, P. Ferrand, C. Billaudeau, D. Marguet, A. Muir, J. Knight, H. Rigneault, *Optics Express* **2011**, *19 (13)*, 12562 – 12568.
[90] C. Lefort, H. Hamzeh, F. Louradour, F. Pain, D. A. Haidar, *Journal of Biomedical Optics* **2014**, *19 (7)*, 76005.
[91] H. Sato, H. Shinzawa, Y. Komachi, *Emerging Raman Applications and Techniques in Biomedical and Pharmaceutical Fields*, Biological and Medical Physics, Biomedical Engineering (Eds: P. Matousek, M. D. Morris), Springer Berlin Heidelberg. Berlin, Heidelberg **2010**.
[92] Y. Hattori, Y. Komachi, T. Asakura, T. Shimosegawa, G.-I. Kanai, H. Tashiro, H. Sato, *Applied Spectroscopy* **2007**, *61 (6)*, 579 – 584.
[93] J. Ma, Y. S. Li, *Applied Optics* **1996**, *35 (15)*, 2527 – 2533.
[94] H. P. Buschman, E. T. Marple, M. L. Wach, B. Bennett, T. C. Bakker Schut, H. A. Bruining, A. V. Bruschke, A. van der Laarse, G. J. Puppels, *Analytical Chemistry* **2000**, *72 (16)*, 3771 – 3775.
[95] Z. Huang, H. Zeng, I. Hamzavi, D. I. McLean, H. Lui, *Optics Letters* **2001**, *26 (22)*, 1782.
[96] M. G. Shim, B. C. Wilson, E. Marple, M. Wach, *Applied Spectroscopy* **2016**, *53 (6)*, 619 – 627.
[97] Y. Komachi, H. Sato, K. Aizawa, H. Tashiro, *Applied Optics* **2005**, *44 (22)*, 4722.
[98] S. Christesen, B. M. Aciver, L. Procell, D. Sorrick, M. Carrabba, J. Bello, *Applied Spectroscopy* **2016**, *53 (7)*, 850 – 855.
[99] J. Mo, W. Zheng, J. J. H. Low, J. Ng, A. Ilancheran, Z. Huang, *Analytical Chemistry* **2009**, *81 (21)*, 8908 – 8915.
[100] I. R. Lewis, P. R. Griffiths, *Applied Spectroscopy* **2016**, *50 (10)*, 12–30.
[101] M. T. Myaing, D. J. MacDonald, X. Li, *Optics Letters* **2006**, *31 (8)*, 1076 – 1078.
[102] P. Deladurantaye, A. Paquet, C. Paré, H. Zheng, M. Doucet, D. Gay, M. Poirier, J.-F. Cormier, O. Mermut, B. C. Wilson, E. J. Seibel, *Optics Express* **2014**, *22 (21)*, 25053 – 25064.
[103] L. E. Savastano, Q. Zhou, A. Smith, K. Vega, C. Murga-Zamalloa, D. Gordon, J. McHugh, L. Zhao, M. Wang, A. Pandey, B. G. Thompson, J. Xu, J. Zhang, Y. E. Chen, E. J. Seibel, T. D. Wang, *Nature Biomedical Engineering* **2017**, *1*.

[104] E. J. Seibel, C. M. Brown, J. A. Dominitz, M. B. Kimmey, *Gastrointestinal Endoscopy* **2008**, *18 (3)*, 467-478.
[105] C. M. Lee, C. J. Engelbrecht, T. D. Soper, F. Helmchen, E. J. Seibel, *Journal of Biophotonics* **2010**, *3 (5-6)*, 385 – 407.
[106] F. Helmchen, M. S. Fee, D. W. Tank, W. Denk, *Neuron* **2001**, *31 (6)*, 903 – 912.
[107] D. Kim, K. H. Kim, S. Yazdanfar, P. T. C. So, SPIE Proceedings (Eds: A. Periasamy, P. T. C. So), SPIE **2005**.
[108] D. Bird, M. Gu, *Optics Letters* **2003**, *28 (17)*, 1552.
[109] G. Ducourthial, P. Leclerc, T. Mansuryan, M. Fabert, J. Brevier, R. Habert, F. Braud, R. Batrin, C. Vever-Bizet, G. Bourg-Heckly, L. Thiberville, A. Druilhe, A. Kudlinski, F. Louradour, *Scientific Reports* **2015**, *5*, 18303.
[110] J. Liu, K. C. Lim, H. Li, H. L. Seck, X. Yu, S. W. Kok, Y. Zhang, SPIE Proceedings (Eds: M. J. Suter et al.), SPIE **2015**.
[111] I. Veilleux, M. Doucet, P. Coté, S. Verreault, M. Fortin, P. Paradis, S. Leclair, R. S. Da Costa, B. C. Wilson, E. Seibel, O. Mermut, J.-F. Cormier, SPIE Proceedings (Eds: G. J. Tearney, T. D. Wang), SPIE **2010**.
[112] B. Smith, M. Naji, S. Murugkar, E. Alarcon, C. Brideau, P. Stys, H. Anis, *Optics Express* **2013**, *21 (14)*, 17161 – 17175.
[113] X. Chen, X. Xu, D. T. McCormick, K. Wong, S. T. C. Wong, *Biomedical Optics Express* **2015**, *6 (7)*, 2283 – 2293.
[114] M. Balu, G. Liu, Z. Chen, B. J. Tromberg, E. O. Potma, *Optics Express* **2010**, *18 (3)*, 2380 – 2388.
[115] D. R. Rivera, C. M. Brown, D. G. Ouzounov, I. Pavlova, D. Kobat, W. W. Webb, C. Xu, *Proceedings of the National Academy of Sciences* **2011**, *108 (43)*, 17598 – 17603.
[116] H. Xie, Y. Pan, G. K. Fedder, *Sensors and Actuators A: Physical* **2003**, *103 (1-2)*, 237 – 241.
[117] P. R. Herz, Y. Chen, A. D. Aguirre, K. Schneider, P. Hsiung, J. G. Fujimoto, K. Madden, J. Schmitt, J. Goodnow, C. Petersen, *Optics Letters* **2004**, *29 (19)*, 2261.
[118] W. Piyawattanametha, R. P. J. Barretto, T. H. Ko, B. A. Flusberg, E. D. Cocker, H. Ra, D. Lee, O. Solgaard, M. J. Schnitzer, *Optics Letters* **2006**, *31 (13)*, 2018.
[119] G. Liu, T. Xie, I. V. Tomov, J. Su, L. Yu, J. Zhang, B. J. Tromberg, Z. Chen, *Optics Letters* **2009**, *34 (15)*, 2249.
[120] S. Murugkar, B. Smith, P. Srivastava, A. Moica, M. Naji, C. Brideau, P. K. Stys, H. Anis, *Optics Express* **2010**, *18 (23)*, 23796 – 23804.
[121] L. Fu, A. Jain, H. Xie, C. Cranfield, M. Gu, *Optics Express* **2006**, *14 (3)*, 1027.
[122] B. G. Saar, R. S. Johnston, C. W. Freudiger, X. S. Xie, E. J. Seibel, *Optics Letters* **2011**, *36 (13)*, 2396 – 2398.
[123] N. Vogler, A. Medyukhina, I. Latka, S. Kemper, M. Böhm, B. Dietzek, J. Popp, *Laser Physics Letters* **2011**, *8 (8)*, 617 – 624.
[124] H.-W. Wang, I. M. Langohr, M. Sturek, J.-X. Cheng, *Arteriosclerosis, Thrombosis, and Vascular Biology* **2009**, *29 (9)*, 1342 – 1348.
[125] W. Min, C. W. Freudiger, S. Lu, X. S. Xie, *Annual Review of Physical Chemistry* **2011**, *62*, 507 – 530.
[126] J. Mertz, *Current Opinion in Neurobiology* **2004**, *14 (5)*, 610 – 616.
[127] J. C. O. Richter, N. Haj-Hosseini, S. Andersson-Engel, K. Wårdell, *Lasers in Surgery and Medicine* **2011**, *43 (1)*, 8 – 14.
[128] S. W. Perry, R. M. Burke, E. B. Brown, *Annals of Biomedical Engineering* **2012**, *40 (2)*, 277 – 291.
[129] F. Légaré, C. L. Evans, F. Ganikhanov, X. S. Xie, *Optics Express* **2006**, *14 (10)*, 4427 – 4432.

[130] X. Chen, X. Xu, D. T. McCormick, K. Wong, S. T. C. Wong, *Biomedical Optics Express* **2015**, *6 (7)*, 2283 – 2293.
[131] E. Bélanger, J. Crépeau, S. Laffray, R. Vallée, Y. de Koninck, D. Côté, *Journal of Biomedical Optics* **2012**, *17 (2)*, 21107.
[132] Y. Zhao, M. Sheng, L. Huang, S. Tang, *Biomedical Optics Express* **2016**, *7 (9)*, 3425 – 3437.
[133] C. Yin, A. K. Glaser, S. Y. Leigh, Y. Chen, L. Wei, P. C. S. Pillai, M. C. Rosenberg, S. Abeytunge, G. Peterson, C. Glazowski, N. Sanai, M. J. Mandella, M. Rajadhyaksha, J. T. C. Liu, *Biomedical Optics Express* **2016**, *7 (2)*, 251 – 263.
[134] R. Juškattis, T. Wilson, T. F. Watson, *Scanning* **1997**, *19 (1)*, 15 – 19.
[135] A. F. Gmitro, D. Aziz, *Optics Letters* **1993**, *18 (8)*, 565.
[136] C.-S. Rim, *Journal of the Optical Society of Korea* **2010**, *14 (4)*, 424 – 430.
[137] W. Göbel, J. N. D. Kerr, A. Nimmerjahn, F. Helmchen, *Optics Letters* **2004**, *29 (21)*, 2521 – 2523.
[138] M. Hughes, G.-Z. Yang, *Biomedical Optics Express* **2015**, *6 (4)*, 1241 – 1252.
[139] K. B. Sung, C. Liang, M. Descour, T. Collier, M. Follen, A. Malpica, R. Richards-Kortum, *Journal of Microscopy* **2002**, *207 (2)*, 137 – 145.
[140] K. C. Maitland, A. M. Gillenwater, M. D. Williams, A. K. El-Naggar, M. R. Descour, R. R. Richards-Kortum, *Oral Oncology* **2008**, *44 (11)*, 1059 – 1066.
[141] A. Shahmoon, S. Aharon, O. Kruchik, M. Hohmann, H. Slovin, A. Douplik, Z. Zalevsky, *Scientific Reports* **2013**, *3*, 1805.
[142] A. R. Rouse, A. Kano, J. A. Udovich, S. M. Kroto, A. F. Gmitro, *Applied Optics* **2004**, *43 (31)*, 5763.
[143] M. Hughes, T. P. Chang, G.-Z. Yang, *Biomedical Optics Express* **2013**, *4 (12)*, 2781 – 2794.
[144] H. D. Ford, R. P. Tatam, *Applied Optics* **2011**, *50 (5)*, 627 – 640.
[145] T. Xie, D. Mukai, S. Guo, M. Brenner, Z. Chen, *Optics Letters* **2005**, *30 (14)*, 1803.
[146] J.-H. Han, J. Lee, J. U. Kang, *Optics Express* **2010**, *18 (7)*, 7427 – 7439.
[147] M. Kyrish, R. Kester, R. Richards-Kortum, T. Tkaczyk, *Proceedings of SPIE--the International Society for Optical Engineering* **2010**, *7558*, 755807.
[148] C. Y. Lee, J.-H. Han, *2012 IEEE International Conference on Systems, Man, and Cybernetics (SMC)*, IEEE **2012**.
[149] E. Laemmel, M. Genet, G. Le Goualher, A. Perchant, J.-F. Le Gargasson, E. Vicaut, *Journal of Vascular Research* **2004**, *41 (5)*, 400 – 411.
[150] B. L. Luck, K. D. Carlson, A. C. Bovik, R. R. Richards-Kortum, *IEEE Transactions on Image Processing* **2005**, *14 (9)*, 1265 – 1276.
[151] *Datasheet for picoTRAIN GREEN IC-1064-10000*", High Q Laser **2010**, https://www.photonicsonline.com/doc/high-power-solid-state-picosecond-oscillator-0001 (25.03.2018).
[152] J.-X. Cheng, A. Volkmer, L. D. Book, X. S. Xie, *The Journal of Physical Chemistry B* **2001**, *105 (7)*, 1277 – 1280.
[153] A. Lukic, S. Dochow, H. Bae, G. Matz, I. Latka, B. Messerschmidt, M. Schmitt, J. Popp, *Optica* **2017**, *4 (5)*, 496.
[154] R. S. Grüner, Multimodale chemisch-sensitive Bildgebung. Implementierung und Evaluierung neuer mikrospektroskopischer Ansätze., *Dissertation*, Friedrich-Schiller-Universität Jena **2016**.
[155] T. Meyer, M. Baumgartl, T. Gottschall, T. Pascher, A. Wuttig, C. Matthäus, B. F. M. Romeike, B. R. Brehm, J. Limpert, A. Tünnermann, O. Guntinas-Lichius, B. Dietzek, M. Schmitt, J. Popp, *Analyst* **2013**, *138 (14)*, 4048 – 4057.

[156] *Technical Specifications MicroStage Series*", Mad City Labs Inc. **2014**, http://www.madcitylabs.com/microstage.html (28.03.2018).
[157] *Technical Specifications Nano-LPQ*", Mad City Labs Inc. **2014**, http://www.madcitylabs.com/catalog/nanolpq.pdf (28.03.2018).
[158] *Technical Specifications for Shamrock 303i*", Andor *(SShamrock303iSS 0117)*, http://www.andor.com/pdfs/specifications/Andor_Shamrock_303_Specifications.pdf (28.03.2018).
[159] *Technical Specifications for iDus CCD Series*", Andor *(SiDusF 0515)*, http://www.andor.com/pdfs/literature/Andor_iDus_Flyer.pdf (28.03.2018).
[160] *Technical Specifications for H10720/H10721 Series* **2016** *(TPMO1062E02)*, http://www.hamamatsu.com/resources/pdf/etd/H10720_H10721_TPMO1062E.pdf (28.03.2018).
[161] *Standard Specifications for Imagefibers*", Fujikura Ltd. **2016**, *B-07D9045K*, http://www.fujikura.co.jp/eng/products/optical/appliedoptics/03/__icsFiles/afieldfile/2017/01/05/Imagefiber_1.pdf (30.01.2018).
[162] K. L. Reichenbach, C. Xu, *Optics Express* **2007**, *15 (5)*, 2151 – 2165.
[163] S. Karbasi, R. J. Frazier, K. W. Koch, T. Hawkins, J. Ballato, A. Mafi, *Nature Communications* **2014**, *5*, 3362.
[164] X. Chen, K. L. Reichenbach, C. Xu, *Optics Express* **2008**, *16 (26)*, 21598 – 21607.
[165] A. Lukic, S. Dochow, O. Chernavskaia, I. Latka, C. Matthäus, A. Schwuchow, M. Schmitt, J. Popp, *Journal of Biophotonics* **2016**, *9 (1-2)*, 138 – 143.
[166] *Handbuch Bauelemente der Optik: Grundlagen, Werkstoffe, Geräte, Messtechnik*, 7th ed. (Eds: H. Naumann, G. Schröder, M. Löffler-Mang)", Hanser, s.l. **2014**.
[167] W. Demtröder, "*Laserspektroskopie 2*", Springer Berlin Heidelberg, Berlin, Heidelberg **2013**.
[168] D. Marcuse, *Bell System Technical Journal* **1977**, *56 (5)*, 703 – 718.
[169] K. L. Reichenbach, C. Xu, *Optics Express* **2005**, *13 (25)*, 10336.
[170] K. L. Reichenbach, C. Xu, *Optics Express* **2005**, *13 (8)*, 2799.
[171] R. Cicchi, C. Matthäus, T. Meyer, A. Lattermann, B. Dietzek, B. R. Brehm, J. Popp, F. S. Pavone, *Journal of Biophotonics* **2014**, *7 (1-2)*, 135 – 143.
[172] G. Arce, R. Stevenson, *IEEE Transactions on Circuits and Systems* **1987**, *34 (4)*, 420 – 429.
[173] Manual (RNiftyReg) based on original code by Modat M., et al., *RNiftyReg: Medical image registration using the NiftyReg library* **2013**.
[174] G. Pau, O. Sklyar, Huber W., *Introduction to EBImage, an image processing and image analysis toolkit for R* **2007**.
[175] Fortran code by H. Akima R port by Albrecht Gebhardt aspline function by Thomas Petzoldt (petzoldt@rcs.urz.tu-dresden.de) enhancements and corrections by Martin Maechler akima: Interpolation of irregularly spaced data **2009**.
[176] L. E. Bostan, C. Noble, N. Smulders, R. Lewis, M. J. Carré, S. Franklin, N. H. Green, S. MacNeil, *Biotribology* **2017**.
[177] G. P. Kwon, J. L. Schroeder, M. J. Amar, A. T. Remaley, R. S. Balaban, *Circulation* **2008**, *117 (22)*, 2919 – 2927.
[178] G. Srinivasan, *New York (etc.) The McGraw-Hill Companies, Inc.* **2011**, *ISBN-10: 0071596992.*
[179] J.A.G. Rhodin, *John Wiley & Sons, Inc.* **2011**.
[180] S. Heuke, O. Chernavskaia, T. Bocklitz, F. B. Legesse, T. Meyer, D. Akimov, O. Dirsch, G. Ernst, F. v. Eggeling, I. Petersen, O. Guntinas Lichius, M. Schmitt, J. Popp, *Head & Neck* **2016**, *38 (10)*, 1545 – 1552.

[181] O. Chernavskaia, S. Heuke, M. Vieth, O. Friedrich, S. Schürmann, R. Atreya, A. Stallmach, M. F. Neurath, M. Waldner, I. Petersen, M. Schmitt, T. Bocklitz, J. Popp, *Scientific Reports* **2016**, *6*, 29239.
[182] J. Jiang, P. Trundle, J. Ren, *Computerized Medical Imaging and Graphics* **2010**, *34 (8)*, 617 – 631.

Kolibri 360 GmbH
Ferdinand-Jühlke-Straße 7
99095 Erfurt, Deutschland
produktsicherheit@kolibri360.de

Druck:
CPI Druckdienstleistungen GmbH
im Auftrag der
Kolibri 360 GmbH
Ferdinand-Jühlke-Str. 7
99095 Erfurt